口腔执业(含助理)医师资格考试
实践技能图解

金英杰国家医学考试研究中心
赵庆乐　　　　编

编委会成员　　赵庆乐　　赵鸿峰　　刘　洋
　　　　　　　王冬竹　　赵　静　　邓　斌
　　　　　　　郭　楠　　汪　海　　赵博儿
　　　　　　　谢函妙　　张依琳　　鲁　超
　　　　　　　陈杨阳　　王　婷　　陈　晨

北京出版集团公司
北京教育出版社

图书在版编目（CIP）数据

口腔执业（含助理）医师资格考试实践技能图解/
金英杰国家医学考试研究中心,赵庆乐编. — 北京 ： 北
京教育出版社,2016.1

ISBN 978-7-5522-7058-7

Ⅰ.①口… Ⅱ.①金… ②赵… Ⅲ.①口腔科学–医
师–资格考试–自学参考资料 Ⅳ.①R78

中国版本图书馆 CIP 数据核字（2016）第 018938 号

口腔执业（含助理）医师资格考试实践技能图解

编　　写:金英杰国家医学考试研究中心,赵庆乐

出　　版:北京出版集团公司

　　　　　北京教育出版社

发　　行:北京出版集团公司

地　　址:北京北三环中路 6 号

邮　　编:100120

网　　址:www.bph.com.cn

经　　销:全国各地书店经销

印　　刷:廊坊市鸿煊印刷有限公司

开　　本:787×1 092　1/16

印　　张:12.25

字　　数:357 千字

版　　次:2016 年 1 月第 1 版　2019 年 9 月第 4 次印刷

书　　号:ISBN 978-7-5522-7058-7

定　　价:128.00 元

版权所有　翻印必究

质量监督电话:(010)52400446　62698883　58572393

编写说明

随着现代社会的高速发展与国民健康意识的不断提高，我国医疗行业对于口腔医生的要求也与日俱增，为了确保口腔医生的专业能力与职业素养能够适应现代化诊疗的需求，国家设立了口腔医师资格考试。通过口腔医师资格考试，不仅是对其专业能力的认可，更与其未来的职业发展密切相关。

《口腔执业（含助理）医师资格考试实践技能图解》是由金英杰国家医学考试研究中心广邀各大知名院校的一线名师，结合自身多年的专业培训经验编写而成。本书从考试出发，立足于考生，致力于成为广大考生顺利通过医师资格考试首要难关的绝对利器。

❶ 一本真正做到与多媒体相结合的图解用书

以最新考试大纲为基准，以老师实际操作为呈现对象，以高清录制视频及高清图片为主要载体，高清晰字幕呈现、构图精致、分镜剪辑、动作精细、画面流畅。涵盖所有考点，上千组实拍镜头，多机位取景拍摄，多样化效果处理。拒绝死记硬背，真正做到"授之以鱼，不如授之以渔"。

专业	性质	拍摄地点	拍摄机位	拍摄图片	拍摄镜头	拍摄时长	剪辑时长	图片精修时长
口腔	公开出版物	某大型三甲医院	高清3机位	3 087张	2 187组	234小时	84小时	309小时

❷ 模拟考场，情景再现，名师点评，考练结合

巨献情景模拟——实战演练，全真还原考试现场及考试流程，对必考题与易错题进行现场名师指导点评，提炼过关概要及注意事项，使考生真正体验真实的考试状态，边考边学，考练结合。

❸ 扫码听课，精准匹配视频，瞄准技能过关精准操作

书配课，课配书，碎片化视频剪辑精准匹配，每个二维码都直击考点，精确展示操作细节与过程，真正做到符合实践技能考试的金标准。

❹ 标准评分参照，把握复习重点

实践技能考试繁琐、复杂，且有很多的细节，为帮助考生在考试中减少丢分，我们在书中加入考试细目和评分标准，供广大考生参考，让考生在自己练习操作的过程中，把握复习重点，帮助考生顺利通过考试。

❺ 图书身份证，听课需启动课程二维码，拒绝盗版

金英杰推出每本图书专属定制"身份证"，扫描下方二维码，填写真实、完整信息，便可以观看书中全部视频课程。

❻ 官方平台，支付体验，安全便捷

小杰君将为您提供金英杰官方支付平台，杜绝虚假信息，恶意欺骗，让您不再为支付过程繁琐而焦躁，不再为虚假信息而恼怒。

金英杰人将在"始于细微，成于执着"的工作理念指导下，秉承"一流师资，专业服务"的宗旨，力求为考生打造权威、实用的辅导教材。祝愿各位考生顺利通过2021年口腔执业（助理）医师资格考试。

扫码看课

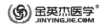

目　录

全国免费热线：400-900-9392

第一考站

无菌操作、口腔检查与职业素质

考纲要求	项目名称		必考项目数量	分值	考试时间	注意事项
无菌操作	洗手、戴手套		2 项	4 分	20 min	洗手、戴手套属于必考项目，口腔黏膜消毒由考官指定某区域进行，其他按指定项目操作 注意： 1.洗完手后和戴完手套后的拱手位 2.取器械的方法（镊子） 3.洗手前的物品准备（开灯、器械盒、围嘴、椅位）
	口腔黏膜消毒					
口腔检查	一般检查	1.视诊	5 项	13 分		由主考官指定 2 名考生按照抽签项目相互操作并做好病历书写，填写口腔检查表
		2.探诊				
		3.叩诊				
		4.扪诊				
		5.松动度检查				
		6.淋巴结检查				
		7.填写口腔检查表				
	特殊检查（6 选 1）	1.牙髓活力测试	1 项	4 分		
		2.社区牙周指数（CPI）检查				
		3.牙周探诊检查				
		4.咬合关系检查				
		5.颞下颌关节检查				
		6.下颌下腺检查				
	职业素质		1 项	3 分		

学习指导

　　第一考站**主要包括口腔一般检查及特殊检查**，考试形式主要为两名考生分为一组互相进行，其中包括无菌操作。考生应熟练掌握六步洗手法以及如何戴无菌手套。一般检查时应注意按顺序或分区进行检查。特殊检查时应熟悉进行不同检查所使用的器械,根据考官提出的具体检查项目向考官申请正确的检查器械。如进行叩诊时不可使用一次性口腔治疗盘中的镊子,而应使用金属口镜的尾部。进行牙周检查时应使用专用的牙周探针。

> **注意事项:**
>
> 各个地区对无菌要求的原则掌握不一,一定要确定当地开一次性器械盒、围围嘴、调椅位、灯光、洗手的顺序,一定要尊重当地考试的习惯。

第一部分　职业素质

一、着装、仪表和仪态

注意工作衣、口罩、帽子和手套,长头发不要出帽子,不要带戒指和项链,注意仪表端庄,仪态稳重(图1-1-1)。

二、交叉感染防治

1.戴手套前调好椅位和灯光(图1-1-2)。
2.戴手套前后要保持拱手位(图1-1-3),避免交叉感染。

职业素质

三、爱伤意识

1.术前、检查前医嘱(图1-1-4)。
2.动作轻柔。(不疼不喊是标准)

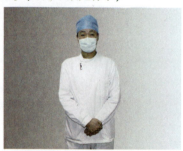

图1-1-1　着装、仪表和仪态

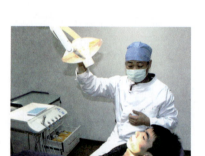

图1-1-2　调椅位和灯光

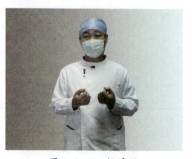

图1-1-3　拱手位

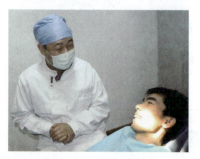

图1-1-4　检查前医嘱

全国免费热线：400-900-9392

第二部分　无菌操作

一、洗手、戴手套

（之前先要拆器械盒，戴围嘴，调椅位、灯光）

（一）洗手

洗手步骤

1.普通洗手法（六步洗手法）

（1）洗手过程：首先去除饰物，剪指甲、清除甲垢，接下来淋湿双手（脚踏和感应），均匀涂肥皂于双手，这样可以较好地使双手每一个角落均被搓洗到，不留死角，采用六步洗手法洗手，最后用流动水冲净，用消毒毛巾（常用纸巾）擦干。

（2）操作步骤（图 1-2-1～图 1-2-6）：

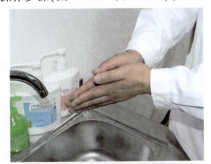
图 1-2-1　第一步　掌心相对，手指并拢相互揉搓

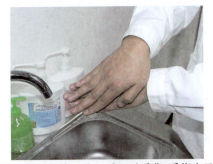
图 1-2-2　第二步　手心对手背，手指交叉沿指缝相互揉搓，交换进行

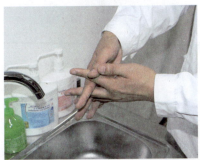
图 1-2-3　第三步　掌心相对，双手交叉沿指缝相互揉搓

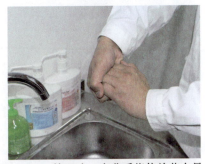
图 1-2-4　第四步　弯曲手指使关节在另一手掌心旋转揉搓，交换进行

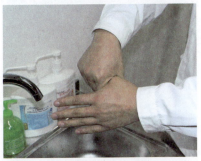
图 1-2-5　第五步　一手握另一手大拇指旋转揉搓，交换进行

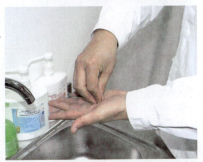
图 1-2-6　第六步　将五个手指尖并拢放在另一手掌心旋转揉搓，交换进行（可辅以洗手腕）

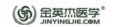

戴手套步骤

注意事项：

　洗手时有的考区不需要真洗,直接说即可,如真洗的话注意水龙头有感应式、脚踏式和肘部式的,不能用手碰。

(二)戴手套方法(必须要练)

1.戴干手套法

(1)操作原则:手和手套外面不接触,手套外面不能和内面接触(图1-2-7)。

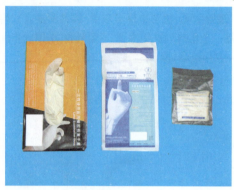

图1-2-7　手套

(2)操作步骤(图1-2-8～图1-2-13):

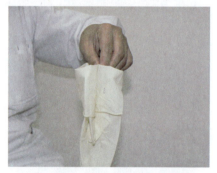

图1-2-8　第一步:将手套叠好

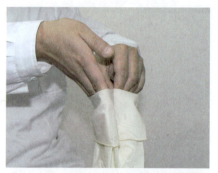

图1-2-9　第二步:将右手插入手套内

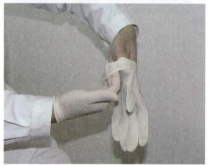

图1-2-10　第三步:已戴好手套的右手指插入左手手套的翻折处

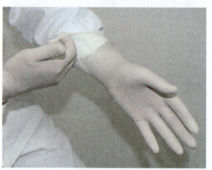

图1-2-11　第四步:将手套翻折部翻回盖住衣服袖口

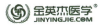

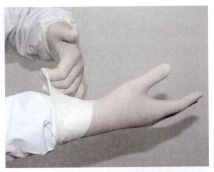

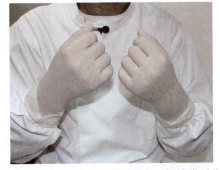

图 1-2-12　第五步:整理另一只手套　　图 1-2-13　第六步:带好手套后保持拱手位

注意事项:

　　修剪指甲,以防刺破手套;防止手套无菌面触及任何非无菌物品,或未戴手套的手接触手套外面;发现手套有破洞,应立即更换。如果手套是叠好的直接戴,如果没有叠好,最好自己先把手套还原到图 1-2-8 所示。

得失之间

得分点

　　1.双手用肥皂揉搓"六步洗手法"(考前要剪指甲)。

　　2.流动水冲洗。

　　3.正确戴手套。

易出现的问题

　　1.洗手法

　　(1)忘记打肥皂。

　　(2)洗手顺序错误。

　　(3)洗手太快。

　　(4)未擦干手。

　　(5)手未保持拱手姿势。

　　2.戴手套

　　(1)没有注意无菌原则,手只能接触手套内侧。

　　(2)带上手套后未采用拱手姿势。

　　(3)随便乱触摸其他物品(口罩、帽子、眼镜)。

考官易问的问题

　　刷手位置:手指头到肘上 10 cm 处。

二、口腔黏膜消毒

　　　　　　(实践技能考试一般只按照口腔内的手术要求进行口腔黏膜消毒考核)

(一)口腔黏膜消毒准备

1.告知病人:术前医嘱。

2.物品准备:操作前术者首先到消毒物品存放区,选择所要使用的口腔黏膜消毒剂,如1%碘酊(脱碘)和75%酒精、0.1%氯已定、含有效碘0.5%碘伏、无菌棉球(棉签)2个。实践技能考核具体使用哪种消毒器具根据各考场的要求自定。**首选碘伏,如果只有1%碘酊,记得酒精脱碘**(图1-2-14)。

器械介绍

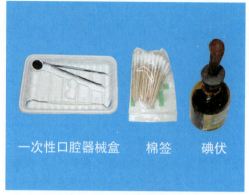

图1-2-14 黏膜消毒物品

注意事项:

　　从现在开始已进入操作过程,注意所有操作只针对你的病人,交流只和病人交流,不要和老师交流。

(二)操作步骤

　　1.首先左手持口镜拉开口角,右手用镊子夹住准备好的**干棉球擦干局部黏膜**,防止唾液稀释消毒剂(图1-2-15)。

　　2.棉签直接蘸有碘伏即可使用,如用棉球,需棉球蘸消毒剂。

操作过程

　　3.如果无感染区域,以手术区中心或患牙开始,向周围环绕式扩展涂药,不可遗留空白,且要保证**手术区消毒范围足够大**。感染区相反,一般是先清洁区,后污染区,最后感染区(图1-2-16)。

　　4.**如用1%碘酊消毒,应用75%酒精脱碘。**

　　5.注意感染伤口的消毒顺序,应从清洁部位开始向患处涂擦。

　　6.口腔黏膜活组织检查时,不能采用有色药物消毒,**可以用75%酒精**。

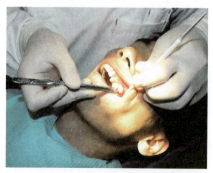

图1-2-15 干棉球擦干黏膜

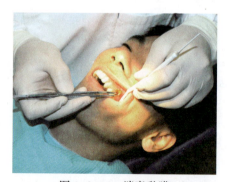

图1-2-16 消毒黏膜

得失之间

得分点

　　1.消毒剂的正确选择。

　　2.干棉签擦干术区。

　　3.消毒剂擦拭方式。

易出现的问题

　　1.消毒药品选择错误。

　　2.碘酊未脱碘。

　　3.黏膜未擦干。

　　4.药液吸收过多导致流出消毒区。

　　5.消毒顺序错误。

　　6.器械握持方法错误。

第三部分　口腔检查

一、口腔一般检查

(一) 口腔检查的准备

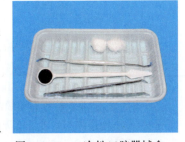

　　1.器械准备:现在每个患者均使用一次性口腔器械盒,内含消毒好的托盘、口镜、镊子、探针、围巾等。其余所需用品,根据患者就诊的实际需要添加(图 1-3-1)。

　　2.患者准备:在不影响检查的情况下应尽量让患者保持舒适体位,并指导他们在不便说话的情况下如何表示不适。

　　3.医师准备:穿白大衣,戴口罩、帽子。调整好椅位光源,洗手,戴手套。

图 1-3-1　一次性口腔器械盒

　　4.椅位准备:检查上颌时,患者的上颌牙平面与地平面约成 45°~90°角,与医生肘部平齐;下颌时,下颌牙平面与地平面基本平行(图 1-3-2)。

　　5.口镜的使用:牵拉口角、反光。

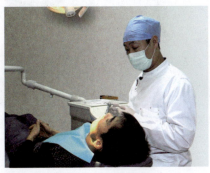

图 1-3-2　医患体位

(二)口腔检查的基本方法

1.视诊

目的是用视觉了解患者生理和心理素质方面的变化及病变部位的颜色、形状、质地和不同部位的比例变化情况。首先观察患者主诉部位的情况,然后再按程序检查其他部位。一般视诊包括患者的发育、营养、神态与面容等。口腔专科视诊包括颌面部、牙齿、牙龈、口腔黏膜等。

视诊

(1)颌面部:要注意有无肿胀和畸形、左右是否对称、皮肤是否有瘢痕和颜色改变等。检查面神经功能要观察眼睛能否闭合、口角有无歪斜、鼻唇沟是否消失等(图1-3-4)。

(2)牙齿、牙龈和黏膜:牙齿的排列和咬合关系,牙齿的数目、形状、颜色、质地、大小、龋洞、残冠、残根等;牙龈的色、形、质改变,有无牙石、溢脓、出血等;黏膜的色泽变化,有无溃疡、糜烂、疱疹、色素沉着、舌苔厚薄和颜色等(图1-3-5)。

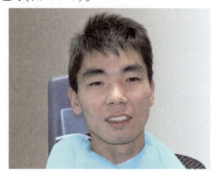
图1-3-4 颌面部

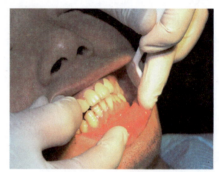
图1-3-5 牙齿、牙龈和黏膜

2.探诊

目的是借助探查器械进行牙齿、牙周和窦道的检查,以确定病变的部位、范围和疼痛情况。**探诊以握笔式握住探针**。龋病探诊,用尖头探针大弯端检查𬌗面(图1-3-6)、颊、舌面,用三弯探针检查邻面(图1-3-7);

探诊

牙齿的检查:**主要检查有无龋洞**,其部位、深浅及牙髓暴露情况,牙齿的敏感点及其程度,充填物边缘密合度及有无继发龋,黏膜的感觉是否正常等。操作的要点是:**有支点,要轻巧,避免引起患者不必要的疼痛。**

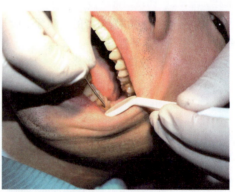
图1-3-6 探查𬌗面

图1-3-7 探查邻面

3.叩诊

用金属手持器械平端(图1-3-8),叩诊时要执毛笔式,要有支点,要从正常牙(邻牙)向患病牙逐个叩击,以便进行对照。用力不可过猛,垂直叩痛提示根尖有炎症,侧方叩痛表示一侧牙周膜有炎症(图1-3-9~图1-3-12)。

叩诊结果的记录:

(-)同对照牙

(±)感觉不适

(+)重叩不适

(++)位于重叩和轻叩之间

(+++)轻叩即痛

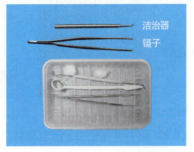

洁治器
镊子

图1-3-8　叩诊器械

第一考站

注意事项:

不可能一次就能体现出轻、中、重叩,再有就是器械选择要正确。

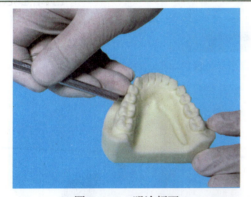

图1-3-9　叩诊颊面

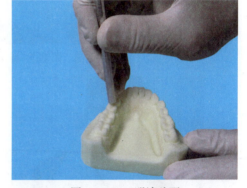

图1-3-10　叩诊𬌗面

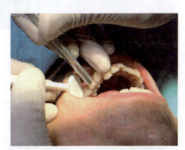

图1-3-11　叩诊颊面

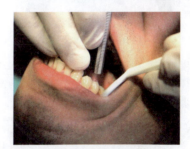

图1-3-12　叩诊𬌗面

4.触诊(扪诊)

目的是通过手指或器械的直接触摸或扪压口腔和颌面部组织敏感区域,观察患者的反应或通过触觉发现病变的部位、范围、形态、硬度、压痛、活动度、波动感等(图1-3-13、图1-3-14)。**主要用于检查牙周炎时龈沟有无溢脓,牙齿咬合时松动度情况以确定是否有创伤𬌗;根尖周炎时根尖区有无压痛;小结节、窦道溢脓;肿块的位置、范围、质地、活动度、弹性、波动感、表面温度等情况;注意根尖区肿胀膨隆的左右**

对比,排除畸形。

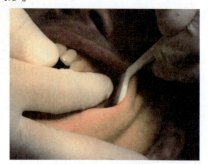 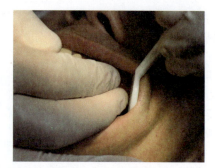

图 1-3-13　单指触诊　　　　　　　　图 1-3-14　双指触诊

特殊扪诊:双指双合诊(图 1-3-15)用于唇颊肿物,双手双合诊(图 1-3-16)用于口底,三指平触诊(图 1-3-17)用于腮腺区。

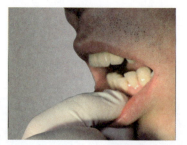

操作过程

图 1-3-15　双指双合诊

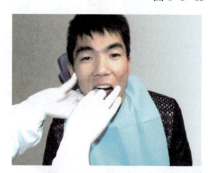 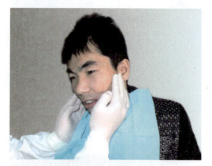

图 1-3-16　双手双合诊　　　　　　　　图 1-3-17　三指平触诊

5.牙齿松动度检查

目的是了解牙齿松动度的大小,为确定牙齿的诊疗和预后提供依据。检查时,前牙用镊子夹持切缘(图 1-3-18),后牙用镊尖置于𬌗面沟窝内(图 1-3-19),向颊(唇)舌(腭)及近远中方向摇动,判断牙齿的松动情况。

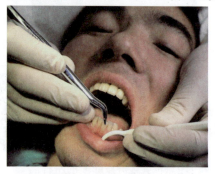 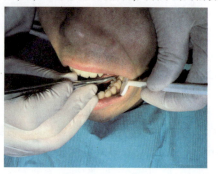

图 1-3-18　前牙　　　　　　　　图 1-3-19　后牙

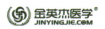

（1）按牙冠松动方向评价，分为三度。

①Ⅰ度松动——颊（唇）舌（腭）方向松动。

②Ⅱ度松动——颊（唇）舌（腭）方向和近远中方向松动。

③Ⅲ度松动——颊（唇）舌（腭）方向、近远中方向和垂直方向松动。

（2）按牙冠松动的幅度评价，分为三度。

①Ⅰ度——松动幅度在1 mm以内。

②Ⅱ度——松动幅度在1~2 mm。

③Ⅲ度——松动幅度>2 mm。

6.淋巴结检查

顺序：枕后、耳后、耳前、腮腺区、颊、颌下、颏下、胸锁乳突肌、锁骨上窝。在检查时，要求病人坐位放松，头略朝下并偏向被检一侧，检查者一手固定头部，一手触诊检查。包括大小、数目、硬度、活动度、有无压痛（图1-3-20、图1-3-21）。

模型演示

淋巴结检查

第一考站

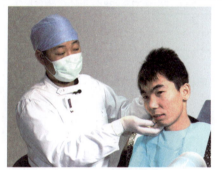

图1-3-20　淋巴结检查

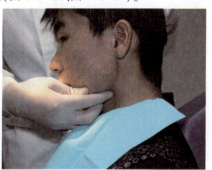

图1-3-21　淋巴结检查

得失之间

得分点

　　1.探诊：握持方式及支点，探诊的正确应用，动作及顺序。

　　2.扣诊：手法，检查部位，医患体位，扣诊内容。

　　3.叩诊：器械选择，叩诊动作，叩诊顺序，叩诊结果描述。

　　4.松动度检查：器械选择，器械放置部位，检查动作，结果判断。

易出现的问题

　　1.健、患侧未对比。

　　2.无支点。

　　3.器械握持不对。

　　4.检查方法错误。

　　5.无爱伤意识。

　　6.无医患沟通。

（三）口腔检查表

下表仅供参考：

金英杰医学
JINYINGJIE.COM

口腔检查记录表

【两考生互为医患实时操作】　　　　检查者：_____

被检查者姓名：____　性别：□男　□女　　检查日期：____年____月____日

【口腔一般检查记录】

1.全口牙列检查结果：

(1)牙体视诊和探诊检查结果填表：

牙体情况符号：	0	无异常	4	牙缺失
	1	有龋	5	牙体损伤
	2	有充填体无龋(包括窝沟封闭)	6	牙发育异常
	3	有充填体有龋		

牙位	18	17	16	15	14	13	12	11	21	22	23	24	25	26	27	28

牙位 48　47　46　45　44　43　42　41　31　32　33　34　35　36　37　38

(2)考官指定部位的检查结果(在牙列式上写出牙位,并在结果相应处画"○")：

叩痛：　　　　牙位 ————|———— 结果：-、±、+、++、+++

松动度：　　　牙位 ————|———— 结果：0°、Ⅰ°、Ⅱ°、Ⅲ°

根尖部扪痛：　牙位 ————|———— 结果：无、有

2.口腔其他情况的视诊结果：

如未见异常,在相应处用"√"表示;如有异常,请用牙列式或文字记录异常所见。

(1)口腔颌面部情况：　　未见异常□：异常表现_____

(2)口腔软组织情况：　　未见异常□：异常表现_____

(3)牙列：　　　　　　　未见异常□：异常表现_____

(4)阻生牙：　　　　　　无□：有(牙位、类型)_____

(5)修复体：　　　　　　无□：有(牙位、类型)_____

社区牙周指数检查记录表

在口腔特殊检查项目中抽到"社区牙周指数(CPI)检查"的考生填写下表：

CPI计分：

注意事项：

检查过程中要牢记牙位和问题,一般不允许反复看病人,如特殊比较多,可申请。

各地不尽相同,请咨询考过的医生,但具体都无外乎含有以下特殊注意的点,就是有无龋坏,有无牙列缺损,有无修复体,有无智齿(分型)、乳牙滞留。

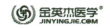

二、口腔特殊检查

口腔的检查除上述一般检查外,特殊检查主要有牙髓活力测试、牙周探诊检查、咬合关系检查、颞下颌关节检查、社区牙周指数(CPI)检查和记录、下颌下腺检查。

> **注意事项:**
>
> 再次强调,得到指令后顺序为:1.医嘱;2.调椅位(正好就不用);3.准备工具;4.操作。

(一)牙髓活力测试

1.冷测试法

(1)物品准备:在综合治疗台上准备好治疗盘,上有口镜、镊子、探针等常用器具,准备无菌棉球,氯乙烷或小冰棒,实践技能考试一般用**氯乙烷或小冰棒**。

(2)检查前向患者说明实验目的及检查时可能出现的感觉,嘱咐患者有感觉时抬手示意。

(3)用棉球将被测试牙齿**擦干并隔湿被测牙**。一般顺序是**先测试同颌同名牙,再测试患牙**。

(4)用镊子夹小棉球一个,将氯乙烷等测试液喷于其上,然后把**浸有氯乙烷**或测试液的棉球(**取小冰棒一根,把头端用手融化增大接触面积**)置于患牙唇(颊)面中 1/3 处,使其紧密接触待测牙齿数秒,然后观察反应。

(5)结果判断标准:

正常:与对照牙比较反应相同。

敏感:比对照牙反应迅速且程度强烈。

迟钝:比对照牙反应缓慢且程度弱。

无反应:正常冷测试温度及加强测试温度不引起患牙相应反应(测牙无冷感)。

器械介绍

2.热测试法

(1)物品准备:在综合治疗台上准备好治疗盘,上有口镜、镊子、探针等常用器具,准备无菌棉球,凡士林,酒精灯,打火机。热牙胶棒或橡皮轮。实践技能考试一般用热牙胶棒(图1-3-22)。

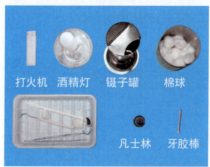

图 1-3-22　牙髓活力测试物品

(2)向患者说明实验目的及检查时可能出现的感觉,嘱咐患者有感觉时抬手示意。

(3)用棉球将被测试牙齿擦干并隔离被测试的部位。一般顺序是先测试同颌同名牙,再测试患牙。

(4)**在牙面上均匀涂布一层凡士林**,将牙胶棒在酒精灯上烤软(**变弯,但不冒烟**),置于患牙唇(颊)面中1/3处(图1-3-23),使其紧密接触待测牙齿数秒,观察测试反应。

操作过程

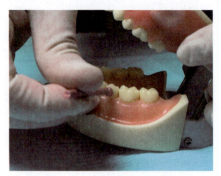

图1-3-23 牙胶棒放置位置

模型演示

(5)判断标准：

正常：与对照牙比较反应相同。

敏感：比对照牙反应迅速且程度强烈。

迟钝：比对照牙反应缓慢且程度弱。

无反应：正常热测试温度及加强测试温度不引起患牙相应反应（测牙无热感）。

3.电诊法

(1)物品准备：在综合治疗台上准备好治疗盘，上有口镜、镊子、探针等常用器具，准备无菌棉球，牙膏，电牙髓活力计。

(2)**向患者说明实验目的及检查时可能出现的感觉，嘱咐患者有麻刺感觉时抬手示意。**

(3)用棉球将被测试牙齿擦干并隔离被测试的部位。一般顺序是先测试同颌同名牙，再测试患牙。

(4)将电牙髓活力计的控制器调节到**"0"位**，将**牙膏涂在活力计的探头上**（导体），再将探头置于测试牙的**牙冠唇颊面中部**，逐渐加大电流，观察测试结果。

(5)判断标准。

正常：对照牙与测试牙相比较，读数差在10以内。

敏感：对照牙与测试牙相比较，测试牙读数低，差值>10。

迟钝：对照牙与测试牙相比较，测试牙读数高，差值>10。

无反应：控制器电流加大，达到最高值，测试牙仍无反应。

➕ 得失之间

得分点

1.医嘱说明。

2.对照牙的选择及测试顺序。

3.测试牙隔离、隔湿。

4.测试及放置部位。

5.反映描述。

易出现的问题

1.检查前未做必要的医嘱说明。

2.测试时未隔唾液，热诊未涂凡士林。

3.未选对照牙、对照牙选择错误，或测试顺序颠倒。

4.测试部位有病损或充填体。

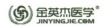

5.冷测用三用枪的气或水。

6.牙胶热测时烫伤口腔软组织。

7.牙髓温度测验的结果用(+)(-),或疼痛、不痛等表示。

(二)牙周探诊检查

牙周探诊是牙周病,特别是牙周炎诊断中最重要的检查方法,其主要目的是了解有无牙周袋或附着丧失,并探测牙周袋的深度和附着水平。

器械介绍

1.探诊工具可用手持探针或电子探针进行探测。手持探针上标有以毫米为单位的刻度,每个刻度为 1 mm 或2~3 mm。探针有圆柱形较钝的工作头,尖端逐渐变细,利于插入牙周袋探诊。一般尖端处的直径为 0.5 mm 左右(图 1-3-24)。探查根分叉病变须用尖探针。

2.握持方式:改良握笔式,有支点(图 1-3-25)。

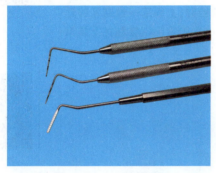
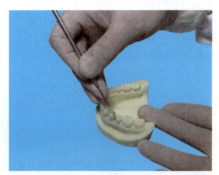

图 1-3-24　牙周探针　　　　图 1-3-25　握持方式

3.探查动作:力量为 20~25 g(铅笔尖放入指甲缝不疼),进入方向和牙体长轴平行,探入牙周袋后,提插式移动,探查邻面时紧贴住接触区,尖端略指向龈谷区。(考试以不疼为标准)

操作过程

4.探查位点:6个。近中颊、颊面正中、远中颊、近中舌、舌面正中、远中舌。顺序:从远中到近中。

5.探诊内容:

(1)探诊深度:测量龈缘至袋底或龈沟底的距离。

(2)附着水平:指袋底或龈沟底至釉牙骨质界的距离。

(3)有无探诊后出血。

(4)有无龈下牙石。

(5)有无根分叉病变。

模型演示

得失之间

得分点

1.器械选择。

2.握持方式及支点。

3.探查动作。

4.探诊内容。

易出现的问题

  1.探针的方向与牙体长轴不平行。

  2.力量太大。

  3.探查邻面时,未尽可能靠近接触点。

  4.器械选择不对。

  5.器械握持不对。

  6.无支点。

(三)咬合关系检查

临床上医师让患者反复做咬合动作,首先医嘱病人咬牙。

器械介绍

  1.磨牙咬合关系　上、下颌第一磨牙关系常利用牙尖交错𬌗时,上下颌第一恒磨牙的𬌗关系作为判定𬌗类型的指标。

  (1)中性𬌗:上下牙弓的𬌗关系正常,在牙尖交错𬌗时,上颌第一恒磨牙的近中颊尖正对着下颌第一恒磨牙的颊沟,上颌第一恒磨牙的近中舌尖则接触在下颌第一恒磨牙的中央窝内(图 1-3-26)。

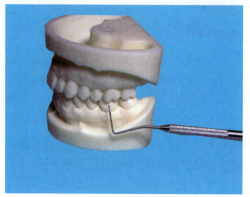

操作过程

图 1-3-26　中性𬌗

  (2)远中错𬌗:又称安氏Ⅱ类错𬌗,为上颌第一恒磨牙的近中颊尖咬合在下颌第一恒磨牙的颊沟的近中。(深覆𬌗/覆盖)(图 1-3-27)

模型演示

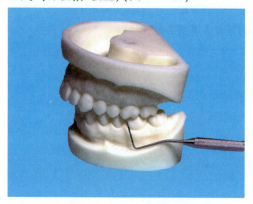

图 1-3-27　远中错𬌗

  (3)近中错𬌗,又称安氏Ⅲ类错𬌗,为上颌第一恒磨牙的近中颊尖咬在下颌第一恒磨牙颊沟的远中。(反𬌗)(图 1-3-28)

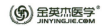

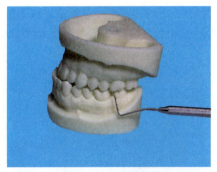

图 1-3-28　近中错𬌗

2.前牙咬合关系　上下前牙是否有接触,它们的覆𬌗、覆盖关系是否正常。

(1)覆𬌗:上前牙切端盖过下前牙唇面的垂直距离。上前牙切端盖过下前牙唇面切 1/3 以内者为正常覆𬌗,超过者为深覆𬌗(图 1-3-29)。

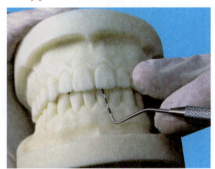

图 1-3-29　覆𬌗

①Ⅰ°深覆𬌗:上前牙切端覆盖至下前牙唇面中 1/3 以内者。

②Ⅱ°深覆𬌗:上前牙切端覆盖至下前牙唇面颈 1/3 以内者。

③Ⅲ°深覆𬌗:上前牙切端覆盖至下前牙唇面颈 1/3 以上,下前牙切端咬在上前牙腭侧牙龈组织上者。

④开𬌗:正中𬌗时上下前牙切端垂直向无覆𬌗关系,存在一定垂直向间隙。

(2)覆盖:上前牙切端至下前牙唇面的水平距离。距离在 3 mm 以内为正常覆盖(图1-3-30)。

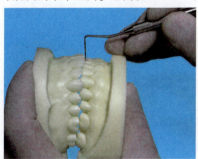

图 1-3-30　覆盖

①Ⅰ°深覆盖:上前牙切端至下前牙唇面的水平距离在 3~5 mm 之间。

②Ⅱ°深覆盖:上前牙切端至下前牙唇面的水平距离在 5~7 mm 之间。

③Ⅲ°深覆盖:上前牙切端至下前牙唇面的水平距离>7 mm。

④对刃:上、下颌前牙切端相对者。

⑤反𬌗:下前牙切端盖过上前牙切端者。

3.中线关系 通过左右中切牙近中接触点的垂线。正常者,上、下颌牙列中线应一致,而且应该与面部中线一致。对于牙列中线偏移者,应记录上、下颌中线之间与面部中线之间的左右偏移程度(图1-3-31)。

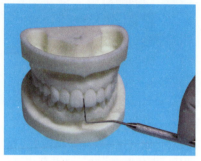

图 1-3-31 中线关系

得失之间

得分点

　1.磨牙咬合关系描述。

　2.前牙咬合关系描述。

　3.中线描述。

(四)颞下颌关节检查

颞下颌关节的检查需要让患者做开闭口运动,并做下颌的前伸与侧方运动,检查以下几个方面:

1.面部外形是否对称。

2.关节动度:**以双手食指分别触摸两侧的颞下颌关节区**,让患者做开闭口运动,检查髁突的活动度;注意两侧是否对称,是否有关节弹响、疼痛。还可将双手小拇指末端放在两侧外耳道内,再让患者做开闭口运动,对比两侧髁突运动的差别以及对两侧外耳道的冲击强度是否一致。对有关节弹响或压痛的患者要注意观察弹响的性质、出现的阶段、疼痛的部位、性质及触发区,疼痛是否与弹响伴随(图1-3-32、图1-3-33)。

操作过程

模型演示

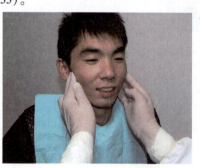
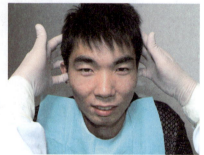

图 1-3-32 按压耳前区　　　　图 1-3-33 小手指尖进入外耳道

3.开口度和开口型　让患者做开闭口运动,观察开闭口的方式是否为**垂直向下**,开口度是否在正常范围内(**自己的三个手指**),闭口时是否恢复原位(图1-3-34)。

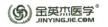

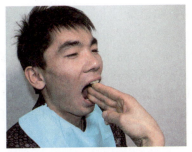

图 1-3-34　开口度检查

4.咀嚼肌检查　检查颞肌、咬肌等咀嚼肌群的收缩力,触压其是否疼痛,观察其两侧是否对称、协调。在口内可按咀嚼肌的解剖部位,扪触颞肌前份(下颌升支前缘向上)(图 1-3-35)、翼内肌下部(下颌磨牙舌侧的后下方及下颌支的内侧面)(图 1-3-36)和翼外肌下头(上颌结节后上方)(图 1-3-37),进行左右比较,检查有无压痛等异常。

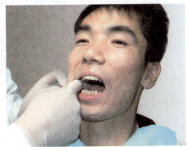

图 1-3-35　颞肌检查

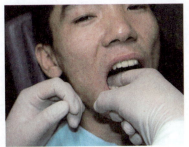

图 1-3-36　翼内肌检查

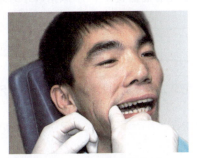

图 1-3-37　翼外肌检查

得失之间

得分点
1.检查部位。
2.扪诊手法。
3.检查内容。

注意事项:
不要漏项,要边说边做,与配合者有交流。

(五) 社区牙周指数(CPI)检查和记录

1. 检查内容:牙龈出血、牙石和牙周袋深度。以探诊为主,结合视诊。

2. 检查方法:检查时将 CPI 探针(图 1-3-38、图 1-3-39)轻缓地插入龈沟或牙周袋内,探针与牙长轴平行进入,紧贴牙根。沿龈沟从远中向近中提插式移动,做上下短距离的颤动,以感觉龈下牙石。同时查看牙龈出血情况,并根据探针上的刻度观察牙周袋深度。CPI 探针使用时所用的力不超过 20 g,过分用力会引起病人疼痛,有时还会刺破牙龈(图 1-3-40)。

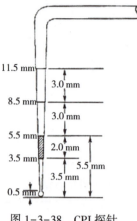

图 1-3-38 CPI 探针

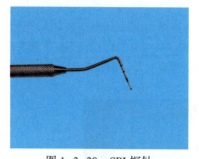

图 1-3-39 CPI 探针

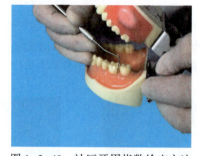

图 1-3-40 社区牙周指数检查方法

操作过程

3. 检查指数牙:将口腔分为 6 个区段,即:

17~14	13~23	24~27
47~44	43~33	34~37

检查每个区段的指数牙,20 岁以上者需检查以下 10 颗指数牙的牙龈出血、牙石和牙周袋情况。

17、16	11	26、27
47、46	31	36、37

模型演示

20 岁以下、15 岁以上者,为避免第二磨牙萌出过程中产生的假性牙周袋,只检查 6 颗指数牙(16、11、26、36、31、46)。

15 岁以下者,因相同原因,也只检查以上 6 颗指数牙,并且只检查牙龈出血和牙石情况,不检查牙周袋。

4. 记分标准:

0===牙龈健康。

1===牙龈炎,探诊后出血。

2===牙石,探诊可发现牙石,但探针的黑色部分全部露在龈袋外。

3===早期牙周病,龈缘覆盖部分探针的黑色部分,龈袋深度在 4~5 mm。

4===晚期牙周病,探针的黑色部分被龈缘完全覆盖,牙周袋深度在 6 mm 以上。

X===除外区段。(少于两颗功能牙存在)

9===无法检查。(不记录)

得失之间

得分点

1. 检查部位。

2. 检查工具。

3. 检查方法。

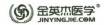

易出现的问题

1.器械选择不对。

2.无支点。

3.器械握持不对。

4.检查方法错误。

5.无爱伤意识。

(六)下颌下腺检查

患者取坐位,医生位于患者右前方或右后方,患者头偏向检查侧(图1-3-41)。

1.视诊:嘱患者张口,抬舌头,头偏向检查侧,分别按压健、患侧颌下腺区,观察唾液分泌情况,检查中应注意分泌物的颜色、流量、性质。

操作过程

2.触诊:下颌下腺检查应采用两侧对比的方法,两侧均有病变者,应与正常形态、大小相比较。嘱患者张口,抬舌头,头偏向检查侧,触诊则常用双手双合诊法检查,一手托住颌下区一手食指放入舌下区。操作时应戴手套,由后向前推压。

检查内容:

(1)腺体的大小、形态、质地。

(2)有无肿块以及肿块的大小、质地,边界是否清楚,有无压痛等。

(3)导管是否变硬或呈条索状改变、有无结石。

3.淋巴节检查:采用健、患侧对比方式,患者头偏向检查侧,手指采用滑动触诊的方式。检查内容:淋巴结大小、质地、活动度,有无压痛,有无粘连。

模型演示

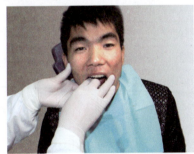

图1-3-41 下颌下腺检查

得失之间

得分点

1.检查方法。

2.检查要求。

3.重点检查部位。

易出现的问题

1.未戴手套。

2.未健、患侧对比。

3.患者的体位和头的位置错误。

第二考站

口腔基本操作

考纲概况

考纲要求	项目名称	项目数量	分值	考试时间
口腔基本技术	1.离体磨牙复面洞制备术	2~3项	40分	36 min
	2.开髓术			
	3.龈上洁治术			
	4.口内缝合术			
	5.牙拔除术			
	6.口腔局部麻醉			
	7.颌面部绷带包扎技术			
	8.牙槽脓肿切开引流术			
	9.牙列印模制取			
	10.后牙邻𬌗面嵌体的牙体预备			
	11.后牙铸造全冠的牙体预备			
	12.窝沟封闭术			
	13.橡皮障隔离术			

学习指导

　　第二考站考试内容为**口腔基本技术**。口腔基本技术的考查方式主要为考生根据随机抽取的试题,按项目要求在离体牙上操作,或考生互相操作,或在专用仿生头模上操作,或在指定的下颌骨或颅骨上操作。新大纲在口腔基本操作技能部分增加了多项操作,并首次在考试过程中使用标准化模型,提高对考生的要求。考生应熟练掌握每一项操作步骤及操作要求。

注意事项:

　　现多数椅位都可进行脚动调椅位,有些地区考试要求也会有一定的特殊性,故一旦戴上手套,尽量不要用手触碰非清洁区域。

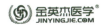

一、离体磨牙复面洞制备术

（一）物品准备

一次性口腔治疗盘（包括口镜、镊子、探针），高速手机，低速手机，气枪，裂钻，低速球钻，倒锥，离体磨牙（考生自备）。如有龋坏可考虑用刮匙（图2-1-1）。

总体介绍

（二）操作步骤

1.左手拇指、食指和中指分别固定在前磨牙的颈部和根部，右手持手机，以左手为支点（图2-1-2）。

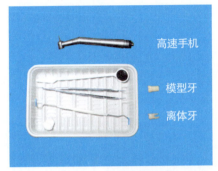

图2-1-1 复面洞制备器械

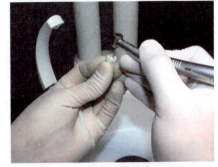

图2-1-2 器械握持

操作过程

2.邻面洞处理：自近中或远中边缘嵴平行于牙长轴制备邻面洞，龈壁位置在釉牙骨质界𬌗方0.5~1 mm洞深1.5 mm；颊、舌壁应越过接触区，到达自洁区，且略向𬌗方聚合，形成龈方大于𬌗方的梯形；龈壁与牙长轴垂直，位于接触点根方的健康牙体组织与邻牙至少有0.5 mm宽的间隙，以便于自洁。（车针要细车针，不要太粗）（图2-1-3）

模型演示

3.𬌗面洞处理：𬌗面顺窝沟预备出与邻面洞相接的鸠尾固位形，深度1.5~2 mm，达釉牙本质界下0.5~1 mm；鸠尾峡部宽度为邻面边缘嵴处洞口宽度的1/2或2/3，磨牙近中𬌗面洞应止于中央窝，远中𬌗面洞止于横嵴或斜嵴；邻面洞轴壁与𬌗面洞髓壁相交而成的轴髓线角应修整圆钝（图2-1-4）。

4.窝洞预备过程中应去净龋坏组织，并注意保留健康牙体组织及保护牙髓；洞形应做到底平壁直，点线角圆钝，去除薄壁弱尖，避免形成无基釉及短斜面。

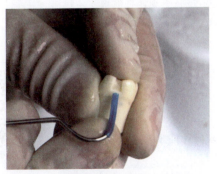

图2-1-3 邻面

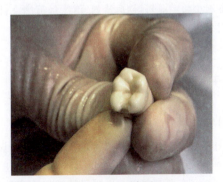

图2-1-4 𬌗面

> **注意事项：**
> 　　如果有龋坏的牙齿，应遵循开阔洞口、去除龋坏、设计洞形的原则，不要一味追求一样。注意外展隙一定要扩展到自洁区。穿髓得零分。

得失之间

得分点

1. 器械选择。
2. 握持方式及支点。
3. 操作程序。
4. 操作动作。
5. 窝洞设计。
6. 邻面部分。
7. 𬌗面部分。
8. 洞缘线、底、壁和点、线、角。
9. 如有穿髓孔，备洞结果记为 0 分。

易出现的问题

1. 器械选择不对。
2. 握持不对。
3. 无支点。
4. 反复转动离体牙。
5. 洞过大，牙体过小，牙体抗力不足。
6. 洞过小，充填物抗力不足。
7. 固位形、抗力形的形状不好。
8. 手机未喷水。
9. 车针垂直邻面制备。
10. 制备顺序先𬌗面后邻面。

考官易问的问题

1. 备洞生物学原则：彻底清创，消除细菌感染；保存牙髓；尽量保存健康牙体组织。
2. 固位形：侧壁、鸠尾、梯形、倒凹。
3. 抗力形：盒装、阶梯、窝洞深度。

二、开髓术

(一)物品准备

1. 操作考试是在离体牙或树脂牙上进行的，开髓术操作前术者要认真做好物品准备。

2. 物品除了包括口镜、探针、镊子的常规治疗盘外，还有裂钻、球钻、高速手机、低速手机、扩大针、光滑髓针、气枪和注射器，必要时准备 G 钻（打开根管口）(图 2-1-5)。

总体介绍

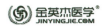

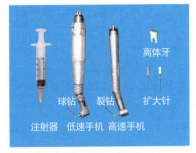

图 2-1-5　开髓器械

操作过程

3.准备的药品主要是3%过氧化氢溶液与生理盐水。

（二）操作步骤

（术前可考虑 X 线片，以便知道长度、形态和数目）

1.术者左手拇指、食指和中指分别固定在前磨牙的颈部和根部，右手持手机，以左手为支点。注意对不同位置的牙，牙齿支点的方法及支点牙的选择是不同的（图2-1-6）。

模型演示

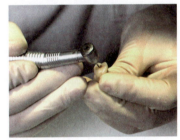

图 2-1-6　器械握持

2.术者手持装有裂钻的手机让钻针从牙齿的**𬌗面中央**钻入，注意开髓口的位置要符合牙体解剖特点，钻针应与牙长轴平行。（注意先观察牙的长轴方向，避免侧穿）

3.当裂钻钻针进入牙本质深层后，应使用钻针向颊舌尖近尖端方向逐渐扩展，以便暴露颊、舌髓角。随后让钻针自髓角处进入髓室，此时术者手上可有**落空感**。注意整个操作过程要保持支点稳固。（注意注射器水的冲洗，保持术区清洁）

4.在钻针进入髓室后，术者改用球钻，以提拉的方式揭开髓室顶。注意髓室顶要揭得干净（探针弯头不能钩住髓室顶），然后进行后续的开髓处理。（**裂钻开髓，球钻揭顶**）

5.经进一步钻磨，最后要求在髓室内形成一个颊舌径长、近远中径短的长圆形窝洞（前磨牙）或近远中径长颊舌径短的长方形（下颌磨牙）或尖端指向舌侧的圆三角形（上颌磨牙）。操作中注意保持髓室壁光滑，不能侧穿或形成台阶；髓室底应尽量为自然形态，洞形不可过大过小，以清楚暴露根管口、不妨碍进入根管口、不损伤牙尖或牙嵴为准。（去除根管口的阻塞物时可考虑用 G 钻，但不要过大打开）（图2-1-7、图2-1-8）

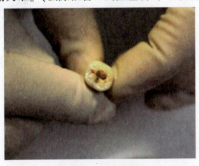

图 2-1-7　开髓孔

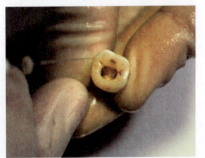

图 2-1-8　开髓孔

开髓洞形:下颌磨牙长方形偏近中;上颌磨牙偏近中圆三角形;上颌前磨牙略偏颊侧的卵圆形;下颌前磨牙偏颊椭圆形。

注意事项:

术前拍 X 线片,是尽量要说的,目的是如术者找不到根管给出合理解释,临床中也难免碰到根管闭锁的情况。

得失之间

得分点

1.器械选择。

2.握持方式及支点。

3.操作动作及程序。

4.开口位置、洞形及牙体组织。

5.髓室顶去净。

6.髓腔外形和髓室底完整。

7.定位根管口。

8.如有侧穿或底穿,开髓结果记为 0 分。

易出现的问题

1.器械选择不对。

2.握持方式不对。

3.支点不稳。

4.洞口形状不好。

5.髓室底破坏。

6.扩大针不能无阻挡地进入根管。

7.侧穿。

三、龈上洁治术

龈上洁治术是最基本的口腔治疗技术,是指用洁治器械去除龈上结石、菌斑和色素,并抛光牙面,以延迟菌斑和结石再沉积的方法。

操作过程 1

(一)操作顺序

1.医患体位:下颌与地平面平行,上颌与地平面成 45°~90°,医生位于患者的右前方或右后方,肘部和患者头部同高。医生可在患者的 7 点位至 2 点位之间的位置。

2.洁治工具选择(前牙三把,后牙四把)(图 2-1-9、图 2-1-10、图 2-1-11):

操作过程 2

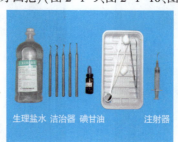

生理盐水 洁治器 碘甘油　注射器

图 2-1-9　龈上洁治的器械

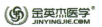

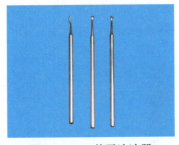

图 2-1-10　前牙洁治器

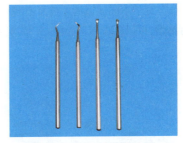

图 2-1-11　后牙洁治器

模型演示 1

模型演示 2

洁治工具的手用器械有洁治器,洁治器用以刮除龈上牙面的菌斑、牙石及软垢,常用的有两种类型,共六件。

(1)镰形洁治器:为四件或双头两件。外形如镰刀,横切面为等腰三角形,常用的有效刃口是三角形底与两腰形成的两侧刃口及器械顶点的刀尖。镰形洁治器又分为前牙使用和后牙使用的两种。

前牙镰形洁治器:其柄与喙相交成直角或大弯形,**用于刮除前牙邻面牙间隙中的菌斑及牙石**(图 2-1-12)。

后牙镰形洁治器:其柄与喙形成两个角度,其方向相反,左右成对,**可以去除后牙邻面牙石**(图 2-1-13)。

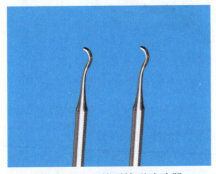

图 2-1-12　前牙镰形洁治器

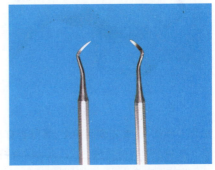

图 2-1-13　后牙镰形洁治器

(2)锄形洁治器:共两件。形如锄,左右或颊舌成对。刀口的两端不对称,一端与喙体成锐角,另一端呈钝角。使用时锐角置于牙舌侧的龈沟内,刮除龈上牙石及浅层龈下牙石。**主要用于前后牙颊、舌面牙石及色素的清除**(图 2-1-14)。

3.工具的握持和支点:**工具操作中采用改良握笔式,必须要有支点**,一般采用中指或中指和无名指一起作支点,支点尽量用邻牙(图 2-1-15)。

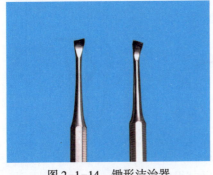

图 2-1-14　锄形洁治器

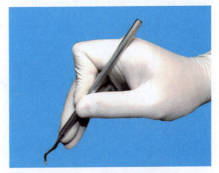

图 2-1-15　器械握持

4.洁治操作方法:

主要采用分区洁治法。分区洁治是将全口牙分为上、下颌的前牙及后牙左、右侧六个区段,逐区进行洁治(图2-1-16~图2-1-18)。对于不同区域的牙齿及不同的牙面,需要选用不同的器械在不同的体位进行洁治。**有计划地分区进行洁治**,可以减少调节椅位、头靠,更换器械的频率,从而节约时间,提高效率。(**考试一般考一个区段**)

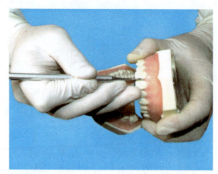

图2-1-16　上前牙唇面洁治

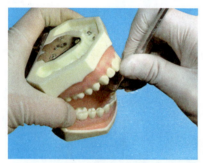

图2-1-17　下前牙舌面洁治

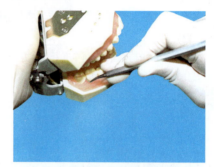

图2-1-18　后牙邻面洁治

5.洁治操作要领如下:**首先询问病史,看是否有禁忌证(出血性、急性炎症等)**。

(1)放稳支点和正确握持器械:手工洁治时握持洁治器的方法为**改良握笔法**,将洁治器的颈部紧贴中指腹,食指弯曲位于中指上方,握持器械柄部,拇指腹紧贴柄的另一侧,并位于中指和食指指端之间约**1/2处,使拇指、食指、中指构成一个三角形力点**,从而稳固地握持器械,并能灵活转动器械。以中指与无名指贴紧在一起共同作支点,或以中指代作支点,**将指腹支放在邻近牙齿上**。调整洁治器工作面的角度,使之与牙面呈80°角。

(2)正确向牙面施加压力和选择用力方向:去除牙石时术者应先向牙面施加侧向压力,然后转动前臂以腕部发力,**将牙石整体向冠方刮除,同时应避免层层刮削牙石**,必要时可辅以推力。用力的方向一般是向冠方,也可是斜向或水平方向(图2-1-19)。

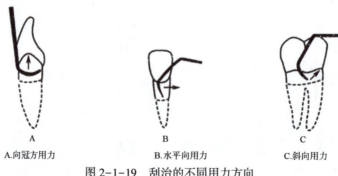

A.向冠方用力　　　　B.水平向用力　　　　C.斜向用力

图2-1-19　刮治的不同用力方向

(3)合理使用器械并配合用力:**洁治时需用手指的推拉力和手腕的旋转力**。一般是两种力量配合使用,这样手腕力度较大,可以刮除较大的牙石。先将洁治器械的刀刃放在牙石的下方,再使用手指的推拉

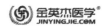

力量,使器械刃口紧贴在牙面上,使刀刃与牙面成80°左右的角,再使用手指拉力及手腕的旋转力,使牙石在协调的合力作用下与牙面分离,最好能整块剥脱。使用锄形洁治器时,器械刃口一定要贴紧牙面,多采用手指的拉力,刮除牙石。

(4)注意保护牙龈和软组织:完成一次洁治动作后,将器械移动至下一个部位,部位之间要有连续性,**即每一次动作应与上一次动作的部位有所重叠**。当洁治动作从颊(或舌)面移向邻面时,要用拇指推或拉的动作来转动洁治器柄,使工作端的尖端始终接触牙面,器械的移动范围最大只能在1~2 mm,**一般不可超过殆面及切缘**。如操作支点不准,刃口未贴紧牙面,使洁治器在牙表面上下滑动,逐层地剥离牙石,不仅效率低,还常剩余残留牙石或损伤牙龈和软组织。

(5)全口洁治的程序:全口洁治时先用镰形洁治器从下颌一侧最后一颗牙的远中面开始,顺序逐个刮除邻面的牙石,直到对侧最后一颗牙,待镰形洁治器将下半口牙的邻面大块牙石及光滑面牙石刮净后,再换锄形洁治器细刮。待下颌牙刮净后,调整手术椅位置和头靠,进行上颌牙洁治。

(6)检查洁治效果:如要检查洁治是否彻底,**可使用菌斑显示剂帮助检查是否去除干净**。**一般用尖头探针探查邻面和龈下1~2 mm处是否有牙石存在,没有后,用过氧化氢冲洗,上碘甘油**。

(二)操作重点

1.询问病史。

2.调体位,戴护目镜和手套、口罩、帽子。

3.口腔消毒:漱口水或生理盐水,碘伏局部消毒。

4.器械选择:前牙直角镰形洁治器,锄形洁治器,后牙弯镰形洁治器,颊面锄形洁治器,过氧化氢、碘甘油和器械盒。

5.使用:支点、握持、大块刮除、80°、两次重叠。

6.检查评价洁治效果:用探针仔细检查。

7.过氧化氢冲洗,上碘甘油。

8.换下一个区间。

9.口腔卫生宣教。

(三)实例说明

下面以洁治右上前牙为例,介绍正确的操作程序:

1.物品准备:综合治疗台及一套常规包括口镜、探针、镊子的检查器具,镰形洁治器四把、锄形洁治器两把、慢速机头、磨光器、抛光剂、手套、棉签。

准备的药品主要是0.1%氯已定液或3%过氧化氢溶液、生理盐水、碘伏以及1%碘甘油。

2.操作步骤:

(1)洁治前,术者首先要简单了解病人的病史,询问有无出血性疾病、心脏病以及过敏性疾病等病史,特别要注意相应的血液学检查或身体检查报告。

(2)注意病人采取的体位。正确的做法是让病人仰卧于牙科椅上,上颌牙列与地平面成45°,或下颌牙列与地平面平行,与医生肘部平齐,术者位于患者右前方或右后方。调节好灯光。

(3)先嘱患者用0.1%氯已定液或生理盐水漱口,然后用碘伏给需要洁治的牙消毒。

(4)找后牙洁治器四把,术者用口镜拉开唇部软组织,显露手术区。一般常用改良握笔法握住洁治器,中指指端置于要洁治牙的邻牙上作为支点并引导操作方向,同时无名指紧贴中指共作支点,尽量靠近治疗区,注意保持支点的稳固。

(5)将洁治器的前缘尖端置于尖牙远中龈上牙石的根方,依次从 3| 的远中洁治到 1| 的近中。操作中有三个注意点:第一点注意器械柄要与牙长轴方向一致,器械的工作面尽量与牙面的夹角保持在45°~90°,这样的切削力最大;第二点注意将器械紧贴牙面,可根据操作需要使器械处于垂直、水平、斜向等不同位置,操作中要灵活使用肘、腕力,个别精细部位可用指力;第三点注意控制好动作的力度、大小和方向。一般操作中以支点为中心向冠方用力,洁治邻面时可以向颊舌水平方向用力,但不得向牙龈方向用力。

(6)上述工作完成后,用锄形洁治器刮除 321| 唇面牙石。

(7)用同样的方法进行舌侧的操作。

（8）术后先用探针仔细检查牙石是否去尽，牙龈有无损伤。

（9）用3%过氧化氢溶液给患者冲洗牙齿，上1%碘甘油。

（10）最后进行口腔卫生宣教。

得失之间

得分点

    1.医患体位。

    2.器械选择、握持方式及支点。

    3.操作方式。

    4.洁治后的检查和处理。

    5.洁治效果。

易出现的问题

    1.器械不对。

    2.握持不对。

    3.医患体位不对。

    4.未进行口腔消毒。

    5.未问全身病史。

    6.过于粗暴。

    7.未卫生宣教。

考官易问的问题

    1.超声洁治器的刃端与牙面的夹角是多少？

    2.手动洁治器的刃端与牙面的夹角是多少？

    3.精细地方用的力量来自于何处？

    4.什么样的病人不能用超声洁治器？

    5.消毒的目的是什么？

四、口内缝合术（助理不考）

考试一般是缝合橡胶膜 2 cm 的口子，有时位于深处两个杯子之间。

（一）物品准备

持针器，缝合线及圆针（或使用带针线），组织镊，眼科剪（图2-1-20）。

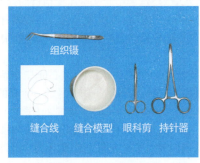

图 2-1-20　缝合器械

总体介绍

缝合过程

追加缝合

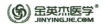

(二)操作步骤

(1)准备:**术者一般取站位,左手拿镊子(组织镊),右手拿持针器,用拇指及无名指握持持针器**(图2–1–21),食指扶在持针器的前端,以增加稳定性,**用持针器夹住圆针尾端1/3处**,圆针应与持针器垂直(图2–1–22)。

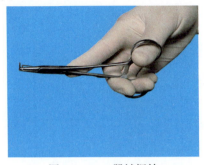 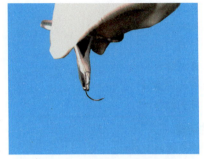

图2–1–21　器械握持　　　　　图2–1–22　圆针与持针器垂直

(2)缝合(位于创口正中):左手拿组织镊夹住一侧皮肤**中份**,右手用针尖**垂直**于黏膜自创缘一侧刺入黏膜后自创缘另一侧**垂直穿出(需镊子辅助)**(图2–1–23),注意进针点离创缘距离为2~3 mm(**舌体4~5 mm**),**两侧边距应保持一致。**用止血钳夹住穿出的圆针将其拉出,进行打结,打结时注意松紧适度,充分拉拢对齐伤口,但不可过紧,以免形成线伤或造成组织撕裂。然后在距离3~5 mm处进行第二针缝合。(除皱纹处切口要内卷外其余都稍外翻,就是表面距离小于皮下距离)

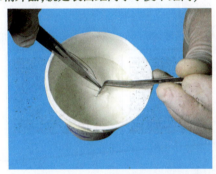

图2–1–23　针尖垂直于黏膜

(3)打结:三重结就是连续三个单结。

(4)剪线:组织内留线1 mm,口内留线5 mm。

(5)追加缝合:位于创口两侧正中,一般2 cm。创口缝合三针,第一针位于中间,追加缝合位于中间两侧,一边一针,方法同第一针。

(6)缝合方式:间断缝合、连续缝合、悬吊缝合、水平褥式缝合、锚式缝合(了解)。

得失之间

得分点

1.体位与准备。

2.进针。

3.拉线、打结。

4.追加缝合。

5.剪线。

易出现的问题

1.未戴手套。

2.出入针方向不对。

3.距创缘边距不对。

4.针距不对。

5.滑结松脱。

6.外翻创面。

7.没有追加缝合。

8.打结不是三重结。

9.不是两手配合。

考官易问的问题

1.各种缝合法的适应症。

①悬吊缝合:适用于颊、舌侧龈瓣高度不一致,且张力不同时。

②褥式缝合:两牙间缝隙大或龈乳头宽,或张力大,组织脆。

③锚式缝合:最后磨牙远中楔形瓣的缝合或缺牙处龈瓣闭合。

2.进出针角度。

3.各种特殊情况的缝合法。

五、牙拔除术

为了方便考核,口腔执业医师实践技能考试的牙拔除术是在仿生头模型上操作的。

上颌牙钳介绍　　下颌牙钳介绍　　医嘱及麻醉　　牙拔除及术后处理

(一) 物品准备

1.一次性器械盒。

2.麻醉:注射器(考试是假抽麻药,不能打开盖子)、消毒剂、棉签。

3.拔牙:牙龈分离器、牙铤、牙钳、刮匙、棉卷(图2-1-24~图2-1-35)。

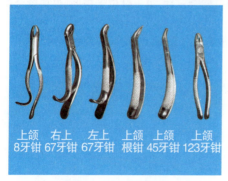

图 2-1-24　上颌牙钳

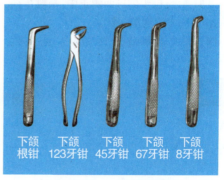

图 2-1-25　下颌牙钳

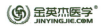
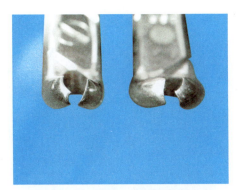

图 2-1-26　左右上颌磨牙牙钳对比

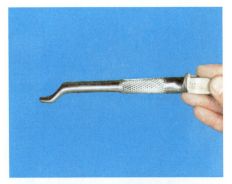

图 2-1-27　上颌 8 牙钳

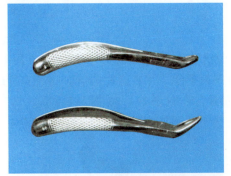

图 2-1-28　上颌前磨牙牙钳与
上颌根钳对比

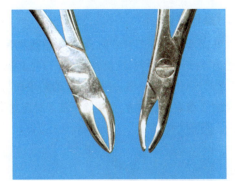

图 2-1-29　上颌根钳与上颌前磨
牙牙钳对比

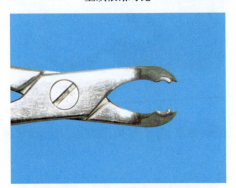

图 2-1-30　下颌磨牙牙钳

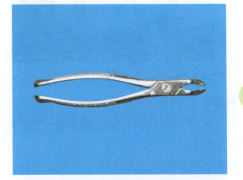

图 2-1-31　下颌磨牙牙钳

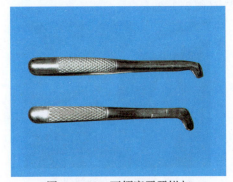

图 2-1-32　下颌磨牙牙钳与
下颌 8 牙钳对比

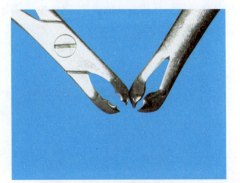

图 2-1-33　下颌磨牙牙钳与
下颌 8 牙钳对比

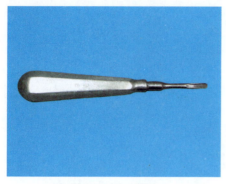

图 2-1-34 牙铤

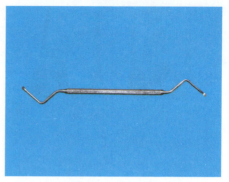

图 2-1-35 刮匙

（二）操作步骤

1.医嘱:医嘱病人进行操作时,如有不适抬左手。

2.医患体位:拔上牙时,应使患者在张口时**上颌牙的粉平面与地平面成 45°**,与术者肩在同一水平高度;拔下牙时,应使患者在张口时**下颌牙的粉平面与地平面平行**,与术者肘关节在同一水平高度或略低。**术者一般立于患者的右前方,如拔除下前牙时应立于患者右后方**(图 2-1-36、图 2-1-37)。

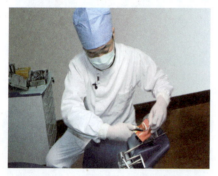

图 2-1-36 拔除上颌牙体位

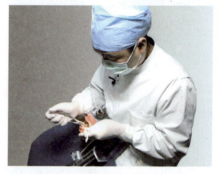

图 2-1-37 拔除下前牙体位

3.核对患牙:**仔细核对牙位**,选择合适的麻醉药物。

4.局部麻醉:选择合适的麻醉,**基本是一边比划一边做**(消毒、进针、回抽、注射),口述麻醉效果。

5.牙的拔除:

(1)**再次核对牙位**,避免拔错。(拔错 0 分)

(2)去除牙颈部牙石(说说即可)和探针检查麻醉效果。(牙龈区)

(3)分离牙龈到牙槽嵴顶的位置,**操作中必须有支点**(图 2-1-39)。

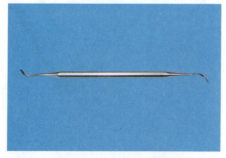

图 2-1-38 牙龈分离器

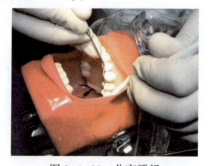

图 2-1-39 分离牙龈

(4)**安放牙钳**。根据拔除的牙位选择相应的牙钳,并正确安放牙钳,夹紧牙体,喙尖应位于牙颈部下方的牙骨质处,并再次核对牙位(图2-1-40~图2-1-43)。

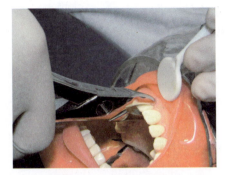

图2-1-40　拔除上颌前牙

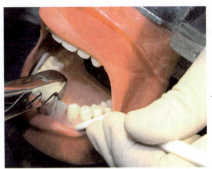

图2-1-41　拔除下颌前牙

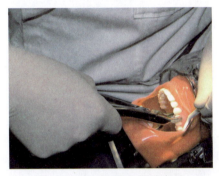

图2-1-42　拔除上颌前磨牙

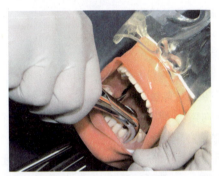

图2-1-43　拔除下颌前磨牙

（5）牙脱位:拔牙力主要分为摇动、扭转和牵引。拔除患牙时握紧牙钳向牙的唇(颊)侧及舌(腭)侧方向缓慢摇动,拔除上前牙及下颌尖牙时可配合扭转,逐渐扩大牙槽窝并撕裂牙周膜,直至牙根在牙槽窝内完全松动,然后逐渐加力并向弹性较大且阻力较小的一侧多用力,最后向阻力最小的方向将患牙牵引出牙槽窝。

6.拔牙窝处理:

（1）检查拔除患牙的牙根完整性。

（2）用刮匙搔刮牙槽窝(用两头,自牙槽窝底向牙槽嵴顶方向),刮净肉芽后让血液充满牙槽窝（图2-1-44）。

（3）牙槽窝复位,咬棉卷(图2-1-45)。

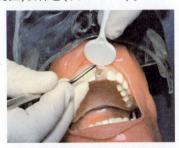

图2-1-44　搔刮牙槽窝

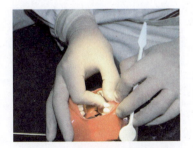

图2-1-45　拔牙窝复位

7.拔牙后注意事项:

（1）术后咬棉卷30 min,2 h后进温冷食物。

（2）24 h内不要刷牙漱口,不能用患牙咬物。24~48 h有血丝是正常的。

(3)缝合的患者5~7天拆线。

(4)如有出血不止,咬紧纱布后迅速来医院,不适随诊。

(5)止疼、消炎、止血药视创伤大小、感染程度等服用。

(三)各种牙的拔除

1.上颌前牙拔除法

唇舌向摇动,唇向力量大一点,拔牙钳可使用扭力,唇向脱位,麻醉为唇舌浸润。

2.上颌前磨牙拔除法

第一前磨牙不能用扭力,其余同前牙,麻醉为颊侧浸润,腭侧腭前神经麻醉或浸润。

3.上颌第一、二磨牙拔除法

挺松后摇动拔除,不能扭转,向颊侧向下脱位。

4.上颌第三磨牙拔除法

可用牙铤或牙钳同上颌第一、二磨牙。

5.下颌切牙拔除法

术者立于病人右后方。麻醉采用唇、舌侧黏膜局部浸润麻醉。中切牙不能使用扭转力。

6.下颌尖牙拔除法

唇、舌向摇动,唇侧牵引脱位,可稍加扭转力。

7.下颌前磨牙拔除法

颊、舌向摇动并自颊侧远中向脱位。麻醉:下牙槽神经、颊神经、舌神经。

8.下颌第一、二磨牙拔除法

颊、舌向摇动并自颊侧远中向脱位。麻醉:下牙槽神经、颊神经、舌神经。

9.下颌第三磨牙拔除法

颊、舌向摇动并自颊侧远中向脱位。麻醉:下牙槽神经、颊神经、舌神经。

得失之间

得分点

1.器械选择。

2.体位。

3.核对。

4.麻醉。

5.牙拔除。

6.医嘱。

易出现的问题

1.拔牙钳选择错误。

2.拔牙钳钳夹牙齿位置错误。

3.用力方向错误。

4.分离牙龈器械选择不对。

5.忽略牙位核对。

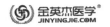

考官易问的问题

拔牙的禁忌症

禁忌症	问题和拔牙时机处理
心脏病	1. 6个月内发生过心肌梗死 2. 不稳定的或最近才开始的心绞痛 3. 充血性心力衰竭 4. 未控制的心律不齐 5. 未控制的高血压,心功能Ⅲ级者,应视为拔牙禁忌证 6. 绿色链球菌(甲型溶血性链球菌)菌血症,导致细菌性心内膜炎处理:青霉素是预防细菌性心内膜炎的首选药物,过敏的用大环内酯类药物。特殊情况:多个牙需拔除,青霉素使用时,一次即将应拔的牙全部拔除
高血压	时机:低于 24/13.3 kPa(180/100 mmHg)。局麻药用利多卡因为宜
炎症和肿瘤	急性炎症:感染扩散恶性肿瘤:肿瘤扩散放疗后时机(放疗前10天处理,放疗后3到5年不处理);必须拔牙时,术前、术后应给大剂量抗生素,以预防感染
糖尿病	时机:血糖在空腹 8.8 mmol/L(160 mg/dL)以内
造血系统疾病	时机:1. 贫血者应血红蛋白在 80 g/L 以上,红细胞压积在 30% 以上 2. 白细胞减少者中性粒细胞 $(2\sim2.5)\times10^9/L$ 或白细胞总数在 $4\times10^9/L$ 以上 3. 出血性疾病:原发性血小板减少性紫癜血小板应在 $100\times10^9/L$ 以上进行 4. 急性白血病为拔牙绝对禁忌证 5. 血友病(Ⅷ因子达正常 30% 以上)应尽量缩小创口,拔牙创内填塞止血药物
甲状腺机能亢进症	时机:基础代谢率控制在 +20% 以下,静息脉搏不超过 100 次/分时进行,局麻药中不应加肾上腺素
肾炎	肾功能衰竭或肾病严重者,均不宜行拔牙手术
肝炎	问题:出血,乙肝防交叉感染(与感染无关)
妊娠	时机:怀孕的第4、5、6个月期间进行较为安全
月经期	处理:暂缓拔牙,防出血
长期抗凝药物治疗	时机:停药后等凝血酶原时间恢复至接近正常时可拔牙(1.5INR 到 2INR)
精神疾患	问题:合作问题

六、口腔局部麻醉

考试只考上牙槽后神经阻滞麻醉和下牙槽神经阻滞麻醉。

注意事项:

针头帽不能摘下,吸液体需要假装做,要边做边说(和病人)。

器械介绍

（一）操作步骤

1.调整体位、灯光和医嘱：拔上牙时，应使患者在张口时上颌牙的殆平面与地平面成45°，与术者肩部在同一水平高度；拔下牙时，应使患者张口时下颌牙殆平面与地平面平行，与术者肘关节在同一水平高度或略低。术者一般立于患者的右前方，如拔除下前牙时应立于患者右后方。医嘱病人进行的操作，嘱不适抬左手。

2.消毒：用复合碘棉签对麻醉穿刺区及拔牙术区进行消毒，消毒时注意**核对牙位**。

3.麻醉：①注射点；②进针方向；③行针过程；④回吸；⑤注射量；⑥麻醉效果（口述）。

（二）各种麻醉的方法

1.上牙槽后神经阻滞麻醉（图2-1-46）

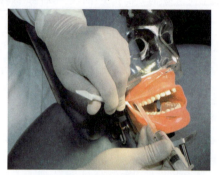

图2-1-46 上牙槽后神经阻滞麻醉

上牙槽后神
经阻滞麻醉

下牙槽神经
阻滞麻醉

（1）物品准备

主要物品除综合治疗台及一套常规包括口镜、探针、镊子的检查器具外，还有蘸有1%碘酊或碘伏的无菌棉球。

准备的药品主要是1%~2%普鲁卡因或1%~2%利多卡因麻醉药。

（2）操作步骤

①麻醉前术者首先要了解病人有无出血性疾病和麻醉药过敏史；选用5 mL注射器抽好麻醉药液2~3 mL（**假装**），针头长4~5 cm，保证药液抽取准确无误。

②术者应将仿生头模型置于患者相应的位置，即取坐位，**头微后仰**，上颌牙列与地平面成45°，**半张口**。调节好灯光。

③准确选择并确定注射点是本次麻醉能否成功的关键。一般以上颌第二磨牙远中颊侧根部口腔黏膜皱褶处作为进针点。对于第二磨牙未萌出的儿童则以上颌第一磨牙远中颊侧根部口腔前庭黏膜皱褶处作为进针点，而对上颌磨牙脱落的老年人应以颧牙槽嵴为标志，选择时可用手指扣住颧牙槽嵴，拇指置于颧骨下角和上颌骨颧突形成的交角处，此处即为注射点。

④先在注射点区的口腔黏膜处用1%碘酊或碘伏按规定消毒，然后用口镜拉开颊部软组织暴露注射点，让注射器的针尖对着骨面，针管与同侧上后牙长轴成40°，向上、后、内方向刺入。进针过程中，务必将针尖沿着上颌结节外后面的弧形表面滑动，**向上、后内方向进针，深度约15~16 mm**。

⑤注意**回抽无血**时方可注射麻醉药，剂量为1.5~2 mL（图2-1-47）。

全国免费热线：400-900-9392

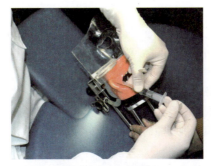

图 2-1-47 回抽

⑥麻醉效果:如果上牙槽后神经阻滞麻醉成功,那么注射点同侧**除第一磨牙的近中颊根外的同侧磨牙的牙髓、牙周膜、牙槽骨及其颊侧的黏骨膜和牙龈黏膜的感觉和痛觉消失**。

2.下牙槽神经阻滞麻醉(图 2-1-48)

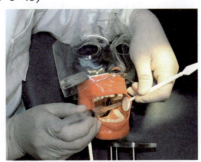

图 2-1-48 下牙槽神经阻滞麻醉

(1)物品准备

除综合治疗台及一套常规包括口镜、探针、镊子的检查器具外,还有蘸有 1%碘酊或碘伏的无菌棉球。准备的药品主要是 1%~2%普鲁卡因或 1%~2%利多卡因麻醉药。

(2)操作步骤

①将仿生模型头按患者**头微后仰、大张口**的位置放好,让下颌牙列与地平面平行。

②用 1%碘酊或碘伏给注射点区的口腔黏膜消毒,以颊脂垫尖或上、下颌牙槽嵴相距的中点线上与翼下颌皱襞外侧 3~4 mm 的交点作为进针点。**将注射器放在对侧口角,即第一、第二前磨牙之间,与中线成45°,让注射针高于下颌牙**𬌗面 1 cm 并与之平行。按此标志点进针 2~2.5 cm,可感觉抵达下颌骨骨面的下牙槽神经沟。

③回抽无血即可注射麻醉药,剂量为 1~1.5 mL(图 2-1-49)。

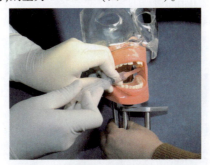

图 2-1-49 回抽

④麻醉效果:如果下牙槽神经阻滞麻醉成功,则注射点同侧下颌骨、下颌牙、牙周膜,双尖牙到中切牙唇颊侧的牙龈、黏骨膜以及下唇这一区域内感觉和痛觉消失。

3.舌神经麻醉

在下牙槽神经阻滞麻醉口内法注射后,将注射针退回 1 cm,此时注射麻药 0.5~1 mL 即可麻醉舌神经。

麻醉范围:同侧舌侧牙龈、黏骨膜、口底黏膜及舌前 2/3。

4.颊神经麻醉

在下牙槽神经阻滞麻醉口内法注射后,将注射针退回 2 cm,此时注射麻药 0.5~1 mL 即可麻醉。

麻醉范围:同侧下颌第二前磨牙及磨牙颊侧牙龈、黏骨膜、颊部黏膜、颊肌和皮肤。

注意事项:消毒要严格避免翼下颌间隙的感染。

得失之间

得分点

1.体位与医嘱。

2.进针点。

3.进针方向。

4.进针过程。

5.进针深度。

6.回抽动作。

7.注射量。

易出现的问题

1.未询问病史。

2.未调节椅位灯光。

3.无医嘱。

4.进针点错误。

考官易问的问题

1.进针点位置。

2.麻醉范围。

七、颌面部绷带包扎技术(助理不考)

十字法绷带包扎

(一)十字法(操作最关键)

1.体位:选择患者坐位,操作者位于正前方。

2.绷带选择:标准绷带 8~10 cm 宽,5 m 长 3 列绷带(图 2-1-50)。

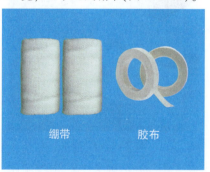

绷带　　　胶布

图 2-1-50　绷带包扎物品

3.包扎方法:**先由额至枕部环绕两周,继而反折经一侧耳前腮腺区向下,经颌下、颏部至对侧耳后向上,再经顶部向下至同侧耳后绕颌下、颏部至对侧耳前;如此反复缠绕,最后再如前做额枕部的环绕,以防止绷带滑脱,止端以胶布固定。缠绕时应注意勿使耳廓受压,以防止疼痛或局部坏死(图2-1-51~图2-1-54)。**

单眼法绷带包扎

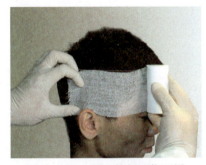

图2-1-51　额至枕部环绕两周

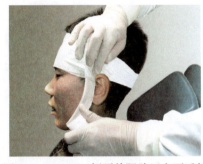

图2-1-52　经一侧耳前腮腺区向下反折

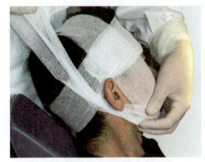

图2-1-53　经颌下、颏部至对侧耳后向上

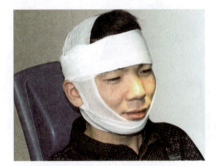

图2-1-54　包扎完成

4.效果评价:

(1)包扎区域:适用于颌面和上颈部术后和损伤的创口包扎。

(2)组织器官保护:双侧耳廓前后。

(3)松紧度:不影响开口,不影响呼吸。(气管区不要压迫)

(4)美观:包扎均匀,无线头毛边。

(二)单眼法(操作最关键)

1.体位:选择患者坐位,操作者位于正前方。

2.绷带选择:标准绷带8~10 cm宽,5 m长(图2-1-55)。

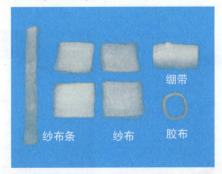

绷带

纱布条　　纱布　　胶布

图2-1-55　绷带包扎物品

3.包扎方法:于鼻根部健侧先置一上下斜行的短绷带或纱布条,并在患侧耳周垫以棉垫或纱布,以免

包扎时压迫耳廓。绷带自额部开始,先环绕额枕两圈,继而斜经头后绕至患侧耳下并斜行向上经同侧耳廓颊部、眶下至鼻背、健侧眶上,如此环绕数圈,每圈覆盖前一层绷带的下部1/3~1/2,直至包扎妥善为止,最后再绕头周一圈,以胶布固定,将留置的短绷带或纱布条打结收紧,以裸露健眼。面部绷带常用于上颌骨、面、颊部手术后的伤口包扎(图2-1-56~图2-1-62)。

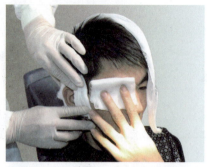

图2-1-56 患侧垫纱布,健侧放短绷带

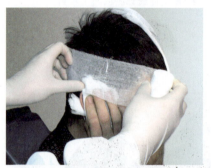

图2-1-57 额至枕部环绕两周

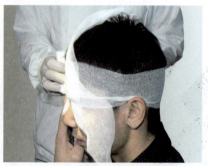

图2-1-58 额至枕部环绕两周

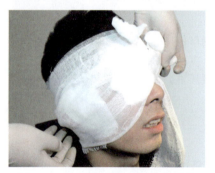

图2-1-59 患侧耳下斜行向上环绕

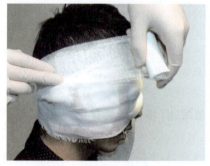

图2-1-60 额枕部的环绕

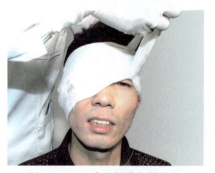

图2-1-61 将短绷带打结收紧

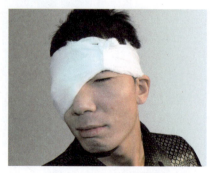

图2-1-62 包扎完成

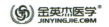

4.效果评价:

(1)包扎区域:适用于上颌骨、面、颊部手术后的创口包扎。

(2)组织器官保护:眼睛和患侧耳廓前后。

(3)松紧度:不影响开口,不影响呼吸。

(4)美观:包扎均匀,无线头毛边。

 得失之间

得分点

1.体位。

2.绷带选择。

3.加压。

4.绷带包扎缠绕方法。

5.绷带固定。

6.效果评价。

易出现的问题

1.忘记垫纱布。

2.缠绕太松。

考官易问的问题

1.适应症。

2.为什么放置纱布块(防止压迫组织,导致组织坏死)。

八、牙槽脓肿切开引流术(助理不考)

考试一般是仿生头颅上贴的膜,膜中注水,为一次性的。

(一)器械准备

一次性口腔治疗盘(包括口镜、镊子、探针),手术刀柄及 15 号刀片,引流条、血管钳等(图 2-1-63)。

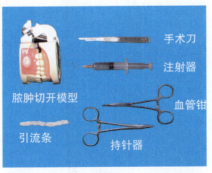

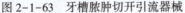

图 2-1-63　牙槽脓肿切开引流器械

(二)操作步骤

1.首先要患者有思想准备。

2.进行阻滞麻醉或表面麻醉。

3.从肿胀最明显处切开,与**前庭沟平行**,重力低位,切口要切到骨面(**注意神经血管**),之后进行钝性

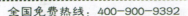

分离(图2-1-64)。

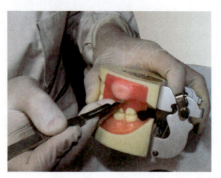

图2-1-64　切口位置

4.生理盐水冲洗,至无明显脓液(图2-1-65)。

5.有必要时放置引流条。如放引流条嘱第二天复诊(图2-1-66)。

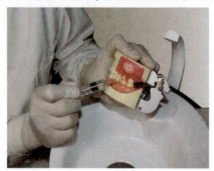

图2-1-65　冲洗

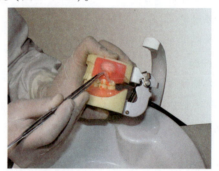

图2-1-66　放置引流条

得失之间

得分点

　　1.麻醉。

　　2.消毒。

　　3.切开部位。

　　4.切口深度。

　　5.冲洗。

　　6.放置引流条。

　　7.操作动作。

易出现的问题

　　1.动作粗暴。

　　2.切口过浅,不是一刀到底。

考官易问的问题

　　1.引流指征:有波动感、有搏动性跳痛。

　　2.引流目的:使脓液和坏死组织迅速排出,减轻肿胀疼痛,促进愈合。

　　3.常规的引流方法:片状引流、条状引流、管状引流、负压引流。

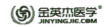

九、上、下牙列印模制取

上、下牙列印模制取是口腔修复的基本技术。印模制取的质量直接关系到修复治疗的成败，是决定口腔修复质量的关键。口腔执业医师实践技能考试是通过考生**互相操作**，看是否能够做出合格的印模来进行考核的。

（一）物品准备

牙列印模制取除准备综合治疗台及一套常规包括口镜、探针、镊子的检查器具外，还要准备：口杯、印模材料、石膏、橡皮碗、调拌刀、平钳等物品（图2-1-67、图2-1-68）。

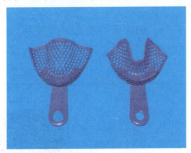

图2-1-67　托盘

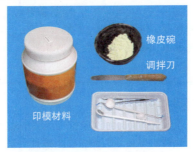

图2-1-68　制取印模物品

上颌托盘选取

上颌印模材调拌

上颌印模制取

（二）操作步骤

在操作之初告知病人不舒服时候的处置：大张口深呼吸。

大体顺序：

1.调节患者体位。

2.医患体位。

3.选托盘：调印模有护士调和自己调两种，需询问往届，自己调一定先放印模材再放水。

4.托盘就位。

5.肌功能整塑。

6.印模质量。

具体步骤：

1.体位准备：取模时术者应让病人取合适的体位。正确的位置是让病人躺坐在牙科椅上，**取下颌印模时，患者头稍后仰**，下颌与术者的上臂中份大致相平，张口时下颌牙列与地平面平行，术者位于患者右前方。**取上颌印模时，患者头稍前倾**，上颌与医生的肘部相平或略高，张口时上颌牙列与地平面平行，术者位于患者的右后方。

2.选择托盘：

（1）托盘与牙弓内外侧应有**3~4 mm 的间隙**，其翼缘应**距黏膜皱襞 2 mm** 左右，这样不会妨碍唇、颊、舌的运动（图2-1-69、图2-1-70）。

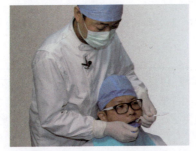

图 2-1-69　选取上颌托盘

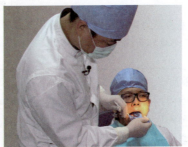

图 2-1-70　选取下颌托盘

（2）成品托盘可以根据需要做适当的修改。一般上颌托盘的长度应盖过两侧翼上颌切迹，超过颤动线3～4 mm。下颌托盘后缘应盖过磨牙后垫区。可用平钳调改或用蜡添加托盘的边缘长度或深度。

特别注意：在试托盘的同时，应教给患者主动的肌功能整塑，同时观察患者的解剖结构有无特殊性，如腭穹窿过高、系带过短等。

3.准备印模材料：托盘选好后，在选择好的合适托盘中，盛入调拌好的印模材料备用。

下颌托盘选取

> **注意事项：**
>
> 印模如为全牙列的印模，不要放过多，下颌一平勺，上颌一尖勺。调印模时应先放印模材，后放水，放水要慢，以浸湿为标准，调法以单手左右调拌为主，调好的印模，下颌应从牙列之间放入，上颌从牙列外侧放入，方法是一放一压。

4.制取牙列印模（肌功能整塑）：

（1）上颌印模制取：取上颌印模时，术者应位于患者的右后方，用左手持口镜拉开左侧口角，在倒凹区、较高的颊间隙处、上颌结节区及高穹隆者的硬腭上用右手指放置适量的印模材料，然后右手将盛入印模材料的**托盘以旋转方式从左侧口角斜行旋转放入口内，对正牙列**，并使托盘柄对准面部中线，均匀加压，使托盘就位。特别注意在印模材料硬固前必须保持托盘固定不动，同时迅速用左手将上唇、左侧颊部软组织**向前、下牵动做肌功能修整**，然后左手持托盘，用右手做同样的肌功能修整。肌功能修整完成后用双手食指和中指在双侧前后磨牙区固定托盘，耐心等待印模材料硬固。取模应在印模材料硬固后进行，一般先**取脱后部，再沿牙长轴方向取下印模**，注意防止材料与托盘分离，不能有脱模或变形。

下颌印模材调拌

（2）下颌印模制取：制取下颌印模的方法与制取上颌印模方法相同，**术者站在患者的前方，托盘从右侧口角进入**。主动肌功能修整时，可让患者轻抬舌前伸和左右摆动，以防产生气泡，但不可用力抬舌尖。印模由口内取出时的注意事项与取上颌印模相同。

下颌印模制取

> **注意事项：**
>
> 如果患者腭穹窿过高，应先向穹窿区抹一部分印模，避免气泡产生。

5.印模取出：**不能使用暴力，按先后再前的顺序。**

> **注意事项：**
>
> 当印模不易取出时，上颌可嘱患者大声发啊的音，上下颌同时均可以用向边缘滴适当的水汽进入的方法，从而破坏封闭区。

6.检查印模质量：**制取的印模必须清晰完整，无气泡，包括牙列、牙槽骨、系带切迹，边缘伸展适度。**印模上的小气泡可用印模材料填补，而较薄弱的印模，边缘必须用印模材料加固，最后用清水轻轻冲洗掉印模上的涎液和碎屑，将水分吸干，这样取模的工作就完成了（图2-1-71、图2-1-72）。当然，**制取的印模质量不好时必须重新制取。**

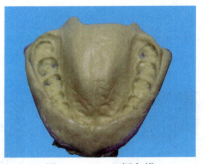

图 2-1-71　上颌印模

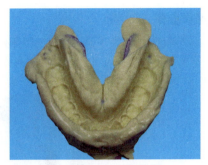

图 2-1-72　下颌印模

得失之间

得分点

    1.体位与医嘱。

    2.托盘选择。

    3.调印模材料、制取印模。

    4.印模取出。

    5.印模质量。

    6.爱伤意识。

易出现的问题

    1.托盘选择不当,有压痛或不能就位。

    2.调印模材料过于稀或稠。

    3.印模材料放得过多,使患者恶心。

    4.暴力取出或取出过早。

考官易问的问题

    托盘合适的标准。

十、后牙邻𬌗面嵌体的牙体预备(助理不考)

    考试有在石膏牙上预备的,有在刚玉牙上预备的,有在离体牙上预备的,大家根据各地情况练习。主要看预备的结果和预备顺序。

(一)物品准备

    一次性口腔治疗盘(包括口镜、镊子、探针),高速手机,气枪,裂钻、柱形车针,离体磨牙(考生自备)(图 2-1-73)。

总体介绍

操作过程

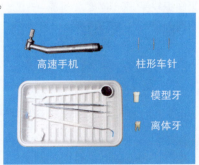

图 2-1-73　嵌体预备器械

(二)操作步骤

1.体位、握持和支点:预备下颌后牙时下颌牙列殆平面与水平面成0°~45°角,预备上颌后牙时,上颌牙列殆平面与水平面垂直,医生位于患者的右前方或右后方,肘部和患者头部同高。握持采用握笔式,必须要有支点(图2-1-74)。

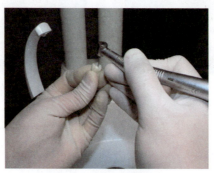

图2-1-74 器械握持

2.邻面预备:首先去净龋坏腐质。用稍细一点的平头锥形车针(MANI TF-13),将殆面洞形向邻面缺损扩展,将邻面缺损处向颊、舌、龈方扩展,形成邻面箱状洞形。邻面箱形的颊舌壁和龈阶的边缘均应在邻面接触区外的颊舌龈外展隙内。邻面颊舌壁外展6°,髓室壁无倒凹,龈阶平直与髓室壁垂直,龈阶宽1 mm。

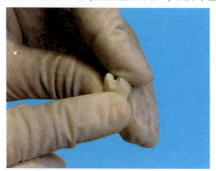

图2-1-76 邻面

3.殆面预备:首先去净龋坏腐质。咬合纸检查确定咬合接触点位置。用钨钢裂钻或金刚砂平头锥台形车针(MANI TF-22),从殆面缺损或龋坏最宽处开始预备,预备深度2 mm,底部平整。去除悬釉,向周围扩展,洞形轴壁直,向殆方外展2°~5°,殆面洞形边缘避开咬合接触点1 mm距离。在近邻面缺损侧的颊舌尖三角嵴之间处形成鸠尾峡部,即殆面洞形最窄处。鸠尾峡部宽度为颊舌尖宽度的1/3~1/2。向邻面延伸,与邻面洞形的颊舌径移行。如果缺损较深,则不必要求预备一致的洞底深度,以免造成露髓或近髓。

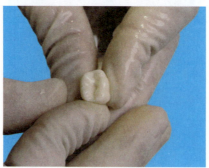

图2-1-75 殆面

4.最后精修洞形并在洞缘处预备出45°**宽约0.5~1 mm**的洞缘斜面。嵌体预备时应注意轴壁间相互平行或外展2°~5°,任何一壁都不可存在倒凹。

得失之间

易出现的问题

　　1.有倒凹。

　　2.备洞过大,牙体抗力不足。

　　3.备洞过小,嵌体抗力不足。

考官易问的问题

　　1.适应症

　　(1)缺损大,缺边缘嵴,牙尖。

　　(2)食物嵌塞。

　　(3)固定桥固位体。

　　2.禁忌症

　　(1)前牙。

　　(2)乳牙。

　　(3)牙体剩余过少。

　　(4)缺牙面大。

　　3.嵌体要求

　　(1)洞形无倒凹。

　　(2)洞边缘洞斜面。

　　(3)辅助固位形。

十一、后牙铸造全冠的牙体预备

　　考试有在石膏牙上预备的,有在刚玉牙上预备的,有在离体牙上预备的,根据各地情况大家练习。主要看预备的结果和预备顺序。

总体介绍

(一)器械准备

　　一次性口腔治疗盘(包括口镜、镊子、探针),高速手机,气枪,球钻、柱形钻针、锥形钻针、鱼雷形钻针,离体磨牙(考生自备)(图2-1-77)。

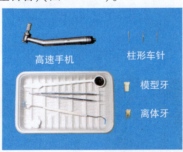

图2-1-77　全冠预备器械

𬌗面、颊舌面预备

邻面、颈部预备

(二)操作步骤

　　1.体位、握持和支点:预备下颌后牙时下颌牙列与水平面成0°~45°,预备上颌后牙时,上颌牙列𬌗平面与水平面垂直,医生位于患者的右前方或右后方,肘部和患者头部同高。握持采用握笔式，必须要有支点。

2.**殆面预备**：殆面磨除的目的是为铸造金属全冠提供殆面修复间隙，保证修复体殆面有足够的厚度和强度，并与对殆牙建立正常接触关系。殆面预备的要求是保证与对殆牙殆面间有 1 mm 的预备间隙，依照殆面解剖形态均匀磨除，形成功能尖斜面。

模型演示

首先用直径 1 mm 的金刚砂车针（MANI TR-13）沿殆面沟嵴预备深度略小于 1 mm 的数条沟（殆面颊舌两侧各 2~3 条），作为殆面预备深度的指示和定位，即深度定位指示沟。

然后用较短的柱状金刚砂车针（MANI TF-22）按指示沟深度，磨除指示沟间牙体组织，磨除厚度均匀，保持殆面形态，形成一定宽度的功能尖斜面（下后牙颊尖颊斜面或上后牙舌尖舌斜面），避免磨成平面。

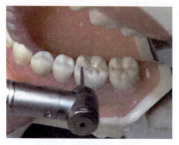
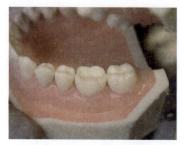

图 2-1-78　殆面定深沟　　　　　　图 2-1-79　殆面预备

3.**颊、舌面预备（TR-13）**：按照牙冠外形在颊、舌面的近中、中央、远中分别均匀预备出 1 mm 的间隙。颊、舌面轴壁的殆向聚合角为 2°~5°，边缘位于龈上 0.5 mm，末端深度 0.5 mm（肩台）（图 2-1-80、图 2-1-81）。

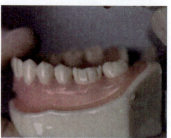
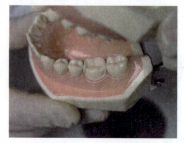

图 2-1-80　颊面定深沟　　　　　　图 2-1-81　颊面预备

4.**邻面预备（开始打开间隙是 TR-11，后来是 TR-13）**：先将轴角处预备出足够的间隙，再用锥形车针从殆外展隙沿邻面从颊向舌侧磨切。聚合角为 2°~5°，边缘仍然在龈上 0.5 mm，肩台宽度也是龈上 0.5 mm，**注意不能损伤邻牙**（图 2-1-82）。

5.**颈部预备（TR-13）**：在消除轴壁倒凹的前提下预备出肩台的形态，最终形成位于龈上 0.5 mm、宽 0.5 mm 清晰光滑的无角肩台（图 2-1-83）。

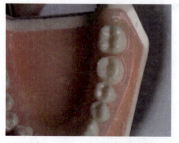
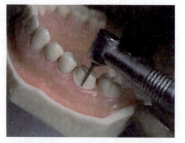

图 2-1-82　邻面预备　　　　　　图 2-1-83　颈部预备

6.最后用钻针精修（TR-13）并检查修复间隙。基牙预备应做到表面光滑，轴壁无倒凹，线角圆钝，颈

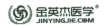

缘连续一致。

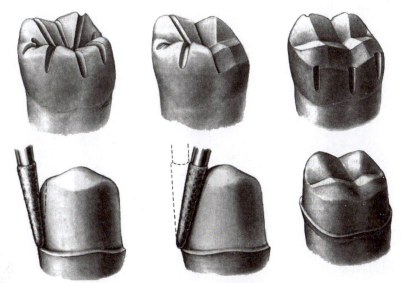

图 2-1-84　全冠预备过程

得失之间

得分点

    1.体位。

    2.握持方式及支点。

    3.器械选择。

    4.操作过程。

    5.牙体预备的整体效果。

    6.殆面效果。

    7.轴面。

    8.边缘。

    9.邻牙。

易出现的问题

    1.聚合角过大。

    2.有倒凹。

    3.牙体磨得过小。

    4.表面不光滑。

    5.邻面磨损。

考官易问的问题

1.适应症

(1)缺损大。

(2)建立咬合。

(3)患龋率高。

(4)保护基牙。

(5)固定桥固位体。

2.禁忌症

(1)龋未补。

(2)金属过敏。

(3)美观。

(4)无抗力形、固位形。

(5)𬌗面过短。

十二、窝沟封闭术

(一)器械准备

一次性口腔治疗盘(包括口镜、镊子、探针),光固化灯,气枪,低速手机及毛刷,浮石粉或不含氟牙膏,酸蚀剂,窝沟封闭剂(图2-1-93)。

总体介绍

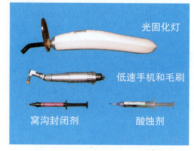

光固化灯

低速手机和毛刷

窝沟封闭剂   酸蚀剂

图 2-1-93　窝沟封闭物品

操作过程

(二)操作步骤

1.清洁牙面:用装有毛刷的低速手机蘸适量浮石粉或不含氟的牙膏刷洗牙面后彻底冲洗,再用探针清除窝沟中残留的清洁剂(图2-1-94)。

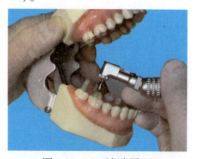

图 2-1-94　清洁牙面

2.酸蚀:**用棉球隔湿牙面**,吹干后涂布酸蚀剂,**酸蚀面积一般为牙尖斜面的2/3,恒牙酸蚀时间为30 s,乳牙为60 s**(图2-1-95)。

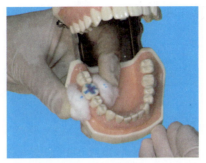

图 2-1-95　酸蚀牙面

3.冲洗、干燥牙面:**吹牙面前先吹一下口镜,去除管道内的油,用水汽加压冲洗牙面 10~15 s,冲洗后再次用棉球隔湿牙面,吹干。表面呈白垩色**(图 2-1-96、图 2-1-97)。

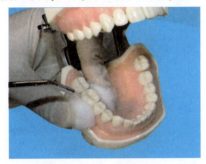

图 2-1-96　冲洗牙面

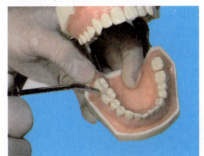

图 2-1-97　吹干牙面

4.涂布封闭剂:将窝沟封闭剂涂布在酸蚀后的牙面上,使封闭剂渗入窝沟内(图 2-1-98)。

5.用光固化灯在距离牙面 1 mm 处照射 20 s~40 s,照射范围应大于封闭剂涂布的范围(图 2-1-99)。

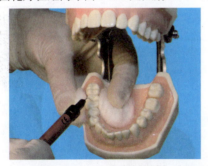

图 2-1-98　涂布封闭剂

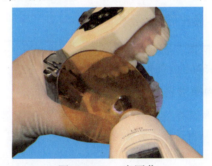

图 2-1-99　光固化

6.完成后用探针检查固化及粘结情况,检查是否存在遗漏,并检查咬合(图2-1-100)。(不要太用力)

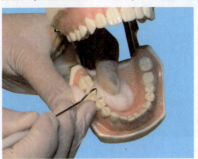

图 2-1-100　探查

7.医嘱复查:3个月、半年、一年、二年。

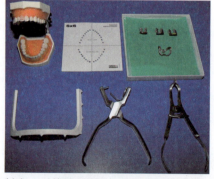

得失之间

得分点

1.清洁牙面。

2.酸蚀牙面。

3.冲洗、干燥牙面。

4.涂布封闭剂。

5.固化。

6.检查。

考官易问的问题

1.适应症:

(1)插入或卡住探针。

(2)同名牙龋坏倾向。

2.非适应症:

(1)窝沟不深。

(2)邻面龋。

(3)不合作。

(4)牙未完全萌出。

3.为什么乳牙酸蚀时间长?

4.失败的最多的因素是什么?

十三、橡皮障隔离术

橡皮障隔离术是利用橡皮布的弹性,打孔后套在牙颈部作为屏障,使接受治疗的患牙牙冠(有时包含邻牙)与口腔隔离的一种方法。

橡皮障隔离术

(一)物品准备

橡皮障隔离系统主要由橡皮布、打孔器、橡皮障夹、橡皮障夹钳和橡皮障支架组成。辅助工具包括打孔模板、牙线、润滑剂、楔线、暂封材料、吸引器、剪刀、咬垫,水门汀充填器等,根据情况选择使用。

1.橡皮布 一般由天然橡胶制成。对橡胶过敏者,需要选择非橡胶类的橡皮障布。

2.打孔器 打孔器由一个硬质的打孔盘和打孔针组成,分为单孔径型和多孔径型两种。后者可以打出不同直径的孔,较为常用。打孔器打出的孔边缘应连续光滑,避免孔边缘的微小撕裂或打孔不完全,否

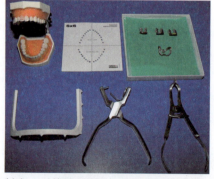

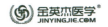

则容易在安装时撕裂。

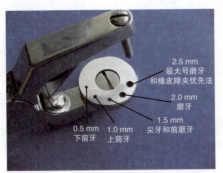

2.5 mm
最大号磨牙
和橡皮障夹优先法

2.0 mm
磨牙

1.5 mm
尖牙和前磨牙

0.5 mm
下前牙

1.0 mm
上前牙

3.橡皮障夹　橡皮障夹用于固定套在隔离牙上的橡皮布,由夹臂和弓部构成。夹臂向外伸展的部分称为翼,根据有无翼结构可以将橡皮障夹分为有翼夹和无翼夹两类,有翼的橡皮障夹有利于牵拉软组织,更好的暴露视野。翼又可分为前臂和中央臂,夹臂卡抱牙齿的部分称为喙,夹臂上有孔,便于安放橡皮障夹钳进行夹持。有翼夹和无翼夹的安装方式有所不同。

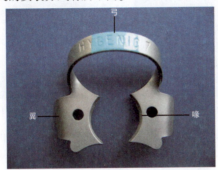

弓

翼　　　喙

按照橡皮障夹所适用的牙位,又分为前牙夹、前磨牙夹和磨牙夹。前牙夹有两个弓,形似蝴蝶,故又称为蝴蝶夹。前磨牙夹和磨牙夹外形相似,但后者的喙较长,与所夹持牙齿的颈部直径相适应。此外,还有特殊类型的橡皮障夹,例如喙部呈锯齿状的橡皮障夹用于残冠的固位。

目前国际上关于橡皮障夹尚无统一的编号,一般厂家将自定义的编号刻在弓上便于识别。以 Hygenic(Coltene/ Whaldent Ine)为例, 2#用于前磨牙;7#为下磨牙通用,8#为上磨牙通用夹;9#为蝴蝶夹,用于前牙。号码前加 W,表示该橡皮障夹为无翼夹;号码后加 A 表示该橡皮障夹的喙部朝牙根方弯曲,与喙部水平者相区别

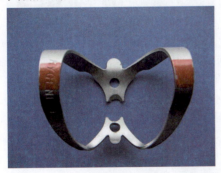

蝴蝶夹

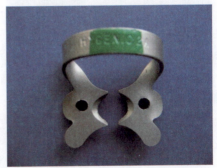

前磨牙

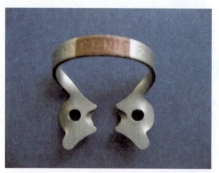
前磨牙

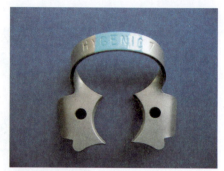
下磨牙

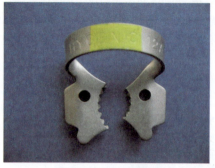
缺损比较大的磨牙

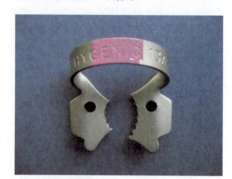
缺损比较大的磨牙

4.橡皮障夹钳 用于安装或拆除橡皮障时撑开橡皮障夹,由柄、喙和定位器组成。其喙部可以伸入有翼夹的翼部孔中,撑开夹子。手柄中部有定位装置,可以控制橡皮障夹撑开的程度并锁定,以利握持和安装,并且方便医生和助手之间的传递。

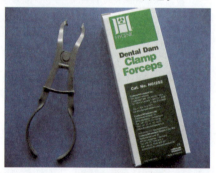

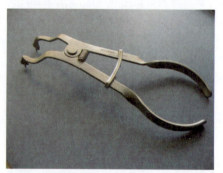

5.橡皮障支架 支架用于在口外支撑并固定橡皮布,同时可以抬高橡皮布,使橡皮布不至于完全贴在患者面颊皮肤上。支架形状有"U"形和环形两种,材质又可分为不锈钢和塑料两类。不锈钢支架上有小突(塑料支架上为三角突起)用于固定橡皮布。不锈钢支架结构轻巧,较为常用。

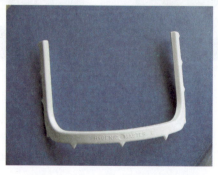

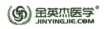

(二)操作步骤

橡皮障隔离术的基本步骤为术区准备、选择橡皮布、打孔、选择橡皮障夹、试戴橡皮障夹放置橡皮障和拆除橡皮障等。

1.术区准备　结合考虑治疗需要和患者口腔条件选择固位牙的牙位和数目，达到视野清楚、固位可靠的目的。清洁需隔离的牙齿，除去牙石。用牙线检查接触点，并使邻面光滑。牙间隙过紧，牙线不能通过时，应先分离牙齿获得间隙。锐利的牙齿边缘应适当调磨，以免导致橡皮布撕裂。

2.选择橡皮布　根据牙位和治疗内容选择橡皮布。牙髓病治疗多选用不易撕裂的中、厚型橡皮布；前牙或刚萌出的牙则宜用薄型橡皮布。橡皮布暗面朝向术者。

3.打孔　根据所需隔离的牙位，可利用打孔模板，在橡皮布上标记打孔的位置进行打孔。也可将橡皮布分为四个象限，依照上下颌牙，确定患牙所在位置并作记号，留出足够边缘。患牙越位于远中，打孔越靠近橡皮布的水平中线。打孔要求边缘整齐，大小合适。

（1）打孔的范围：上颌牙的在橡皮布上缘以下 2.5 cm，由正中按牙位向下向外略成弧形。下颌牙约在橡皮布下缘以上 5 cm，由正中按牙位向上向外略成弧形。

（2）打孔的大小：多孔打孔器工作端转盘上的孔直径（0.5~2.5 mm）应按牙齿大小选择合适的打孔直径。通常 5 孔打孔器由小至大依次对应的牙位为：下颌切牙、上颌切牙、尖牙和前磨牙、磨牙、较大磨牙或橡皮障夹优先法时的磨牙。

（3）孔间距离：取决于牙间隙的宽度，一般间隔 2~3 mm 为宜。

（4）打孔的数目：按牙位、治疗的牙数和缺损的部位决定打孔的数目。如治疗咬合面洞打一个孔；治疗Ⅱ类洞或两个患牙时打 2~3 个孔；治疗两个以上患牙，则要比治疗牙数多打 1~2 个孔；前牙易滑脱，有时治疗一个牙需打多个孔。

（5）将橡皮布对着牙齿的一面在打孔区周围涂上一层润滑剂，方便橡皮布进入牙间隙；同时在患者的口角处也应涂上润滑剂，以减小橡皮布对口角处的摩擦。

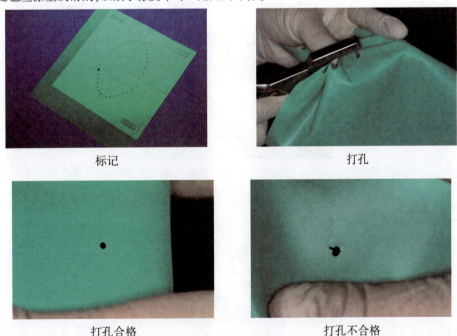

标记	打孔
打孔合格	打孔不合格

4.选择橡皮障夹　先根据牙位选择前牙夹、前磨牙夹或磨牙夹，然后根据安装方式选择有翼或无复的橡皮障夹，再根据剩余牙体组织的多少选择喙的形态（有 A 或无 A 标识）。

5.试戴橡皮障夹　用橡皮障夹钳将选择好的橡皮障夹撑开，放置在需要固定的牙上，弓放置在远中，

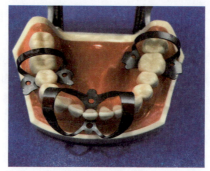

先将舌侧放置好,再将颊侧滑下去,注意不要突然松开夹钳,以免滑脱损伤软硬组织。合适后取下。

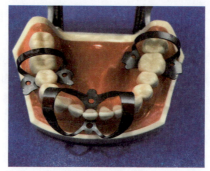

6.放置橡皮障　根据不同的橡皮障夹或橡皮布打孔方法,分别可采取翼法、橡皮布优先法、弓法、橡皮障夹优先法等橡皮障放置方法。翼法是在口内操作时间最短的方法,最适合只暴露一颗患牙的治疗,因此是必须熟练掌握的橡皮障放置方法。以下介绍翼法和橡皮布优先法。

（1）翼法（wing technique）：常用于单颗牙隔离。

①将有翼橡皮障夹的翼部套入已打好孔的橡皮布,露出橡皮障夹体部;

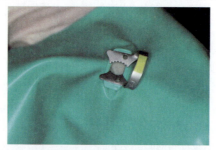

②用橡皮障夹钳撑开橡皮障夹,连同橡皮布一起夹在牙颈部,夹的弓部位于牙的远中;

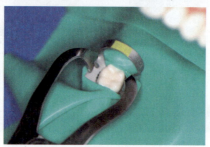

③用水门汀充填器的扁铲端或手指将翼上方的橡皮布推至翼下牙颈部,暴露翼部。

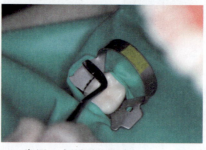

（2）橡皮布优先法（mubber firs）：常用于多颗牙的隔离。

双手撑开已打好孔的橡皮布,按打孔部位套入牙齿并推向牙预部,邻面不易滑入时,可用牙线帮助橡皮布通过接触点;若有两个以上的牙和孔,应逐一从远中向近中套入。②选择合适的橡皮障夹,并用橡皮障夹钳将橡皮障夹固定到牙颈部。隔离单颗牙时,橡皮障夹的弓部必须放置在远中。

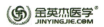

以上两种放置方法虽然不同,但橡皮障夹的喙与牙颈部都必须保持4点接触,以保证橡皮布固位稳定。对于橡皮布不能顺利进入邻面接触点下方的患牙,可利用牙线双折在舌侧形成环状将橡皮布压入接触区,再从颊侧抽出牙线,防止橡皮布移位。

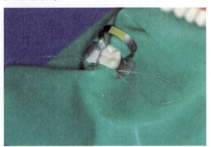

橡皮障夹就位后,用橡皮障支架将橡皮布游离部分在口外撑开;U形支架的开口端朝鼻孔方向,支架的凹部朝向面部、其弧度与颏部一致;橡皮布固定于支架的小钉突(或三角突起)上。

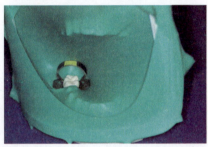

橡皮障放置后,需要调整橡皮布在口外支架上的位置,使其张力适当,不发生移位,且完全覆盖口腔,上缘不能阻挡鼻孔,下缘达颏下部。

7.拆卸橡皮障 治疗结束后,单颗牙可先用橡皮障夹钳取下橡皮障夹,再将橡皮障支架和橡皮布一并取出。如果是多颗牙或邻面洞,则需用剪刀剪除牙间的橡皮布,再除去橡皮障夹,将支架和橡皮布一并取出。

得失之间

容易出现的问题

1.打孔不合格导致橡皮障布的撕裂

2.用力过大导致橡皮障布的撕裂

3.橡皮障夹选择或使用不当损伤牙龈

4.使用橡皮障夹钳时力过猛导致滑脱

考官易问的问题

1.橡皮障的作用:

隔湿效果好

术野清晰

防止交叉感染

防止误吞

避免刺激性药物对粘膜的损害

提高术者工作效率

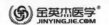

2.适应症：
根管治疗
窝洞充填
树脂粘结
儿牙
牙齿漂白
固定修复

3.非适应症：
全身情况较差
精神疾病的患者

第三考站

急救技术

考纲概况

考纲要求	项目名称	必考项目数量	分值	考试时间
急救技术	1.测量血压	2项	10分	6 min
	2.吸氧术			
	3.人工呼吸术			
	4.胸外心脏按压术			

学习指导

　　基本急救技术分为吸氧术、人工呼吸术、胸外心脏按压术及测量血压。其中前三项是在医疗模型上进行,测量血压为两名考生一组互相进行。测量血压为必考项目,其余三项抽取一项。考官在考试过程中可能会就不同项目提出几个相关问题。操作时注意不要忽略细节,**如测量血压时听诊器不可置于袖套内,测量完毕后倾斜45°关闭血压计**。进行吸氧术时应熟练掌握氧气瓶的安装,并清楚不同程度缺氧时氧气的流量。人工呼吸术及胸外心脏按压术应掌握指征,术前准备及心肺复苏中人工呼吸和心脏按压的比例、每分钟的次数,并清楚判断其有效的体征。进行时应解开患者衣服、撤除枕头,并在患者身下放置硬木板。

> **注意事项:**
>
> 　　近年来随着"说出来"的逐渐盛行,老师对于边说边做也有了一定的反感,尤其是机械性的背诵,更是让人无法接受,虽然边说边做已不是亮点了,但对大家的要求仍然是"说出来",因为不说连烦人的机会都没有了,我们要和别人不一样,别人都干的时候我们就要做精做细,我们说的对象是病人,把老师当作旁听者,不要机械背诵,要更像是一种聊天。

一、测量血压

　　18岁以上成年人,收缩压正常值90~135 mmHg,舒张压60~90 mmHg,理想血压为收缩压120 mmHg,舒张压80 mmHg。高血压是指采用标准测量方法,至少3次非同日测定的血压值≥140/90 mmHg(18.7/12.0 kPa),或仅舒张压达到标准,即可诊断高血压。如果仅仅是收缩压达到诊断标准而舒张压水平正常,临床则称为收缩期高血压。如果血压低于90/60 mmHg(12.0/8.0)称为低血压,也是血压异常的一种。

测量血压

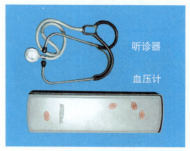

图 2-2-1　血压计

口腔疾病的诊治过程中,尤其是老年患者在接受治疗时常常会出现血压波动,需要对血压情况加以监测,因此口腔执业医师实践技能考试将测量血压作为一项重要的急救技术给予考核。

(一)检查方法

1.测量前嘱受检者安静休息 5~10 min。**测量时取坐位或仰卧位。**

2.开启血压计水银槽开关,检查血压计**水银柱顶端是否与"0"点水平。**

3.**受检者手臂(一般以右上肢为准)裸露伸直并外展约 45°,掌心向上,肘部位置与心脏在同一水平面上。**

4.先把血压计袖带内的气体驱尽,将袖带平整地缠于患者上臂中部,对着肱动脉,缚于上臂,**袖带下缘应距肘窝横纹上 2~3 cm**,松紧程度以恰能放进一手指为宜。(图 2-2-2、图 2-2-3)。

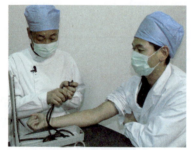

图 2-2-2　排净余气

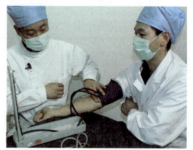

图 2-2-3　袖带位置

5.检查者用手指置于肘窝上肱二头肌腱内侧,触及肱动脉搏动后,将听诊器置于该搏动处准备听诊,不要**接触袖带,更不能塞在袖带下。**右手握住充气气囊,关闭气阀,以适当速度向袖带内打气,边打气边听诊,使血压计的水银柱均匀上升。待肱动脉搏动消失后保持水银柱再升高 30 mmHg,此时停止打气,旋开气阀缓慢放气,使水银柱徐徐下降(图 2-2-4)。

6.注意肱动脉听诊中声音的变化,并观察水银柱升降的刻度,**从动脉搏动无声至听到第一声响,此时水银柱所指示的刻度即为患者的收缩压读数;继续放气,当水银柱降至声音消失或声音明显改变时,水银柱所指示的刻度即为舒张压。**

7.测量完成后,排尽袖带内余气,关闭气阀,整理袖袋放回盒内。不再使用时应将血压计向水银槽方向倾斜 45°,水银柱回归至"0"点水平以下时关闭水银槽开关(图 2-2-5)。

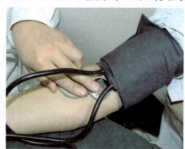

图 2-2-4　听诊器位置

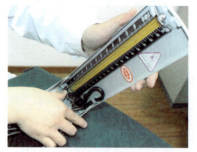

图 2-2-5　关闭血压计

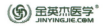

8.记录血压测量的结果。

总结：①休息；②对零点；③三点一面；④去余气，绑袖带；⑤找动脉，打气；⑥放气，读数；⑦整理物品；⑧记录。

得失之间

得分点

    1.测量方法。

    2.血压判断。

考官易问的问题

    1.血压的正常值。

    2.高血压的判定标准。

    3.什么情况可能影响测量结果,如活动、紧张、用力、说话、血压计未校准等。

二、吸氧术

(一)术前准备

1.物品准备:氧气装置1套(包括氧气筒、扳钳、氧气表、湿化瓶)、鼻导管或鼻塞、棉签、胶布、氧气面罩、漏斗、治疗碗(内盛冷开水或无菌蒸馏水)等(图2-2-6、图2-2-7)。

器械介绍

注意事项:

    物品准备时要注意氧气筒标有的"有氧"或"空"的标志;检查鼻导管或鼻塞是否清洁、通畅;补充湿化瓶内的蒸馏水或洁净水,一般水量应占湿化瓶体积的1/3～1/2。

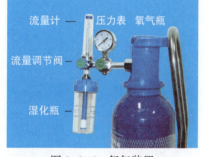

图2-2-6　氧气装置

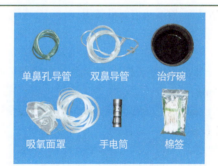

图2-2-7　吸氧使用物品

操作过程

2.医生准备:洗手、戴帽子和口罩。

3.患者准备:取舒适体位,一般躺着。

(二)操作方法

1.向患者解释给氧的必要性。

2.连接给氧装置:如果不使用氧气瓶而使用墙内管道式供养装置,下面(1)、(2)项操作可以省略。

(1)打开氧气瓶总开关清洁气门,接着迅速关好总开关。

(2)将氧气表接在氧气瓶上,并用扳手旋紧。

去氧

（3）用橡胶管连接氧气表及湿化瓶。

（4）检查给氧装置：先关上氧气表的流量调节阀开关，然后打开氧气瓶总开关，接着再逆时针缓慢旋转打开调节阀开关，观察氧气流经湿化瓶时是否通畅，如果通畅说明给氧装置正常，关上氧气表的流量调节阀。

3.给氧方法：单侧、双侧鼻导管法，面罩法，漏斗法，氧气枕法等（图2-2-8～图2-2-10）。重点介绍单侧、双侧鼻导管法。步骤如下：

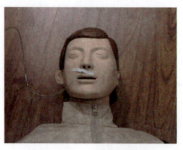

吸氧方式

图2-2-8　单侧鼻导管

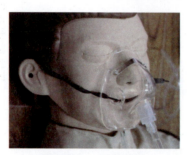
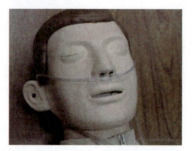

图2-2-9　吸氧面罩　　　　　　　　图2-2-10　双鼻导管

（1）携用物至病床前，询问患者身体状况，帮助患者取舒适体位，向患者解释吸氧术的必要性，取得配合。

（2）用湿棉签清洁鼻腔，观察患者鼻孔情况。

（3）将鼻导管的进气端接在氧气表的出气口上，打开氧气表的流量调节阀，再把鼻导管插入盛有冷水的治疗碗中，试验导管是否通畅。

（4）通过旋转流量调节阀的开关位置，将氧气流出量调至需要的合适量。调节的一般标准：

①轻度缺氧 2 L/min。

②中度缺氧 2~4 L/min。

③重度缺氧 4~6 L/min。

（5）缺氧的程度评定：

①轻度缺氧：无明显呼吸困难，仅有发绀，神志清楚。动脉氧分压 50~70 mmHg，二氧化碳分压大于50 mmHg。

②中度缺氧：发绀明显、呼吸困难、神志正常或烦躁，动脉氧分压 35~50 mmHg，二氧化碳分压大于70 mmHg。

③重度缺氧：出现三凹征、呈昏迷或半昏迷状，动脉氧分压小于 35 mmHg，二氧化碳分压大于90 mmHg。

（6）将鼻导管出气端湿润一下后自鼻孔轻轻插入鼻咽部，长度约为鼻尖至耳垂的2/3长度，然后将鼻导管用胶布固定于鼻翼及面颊部。

（7）记录吸氧开始时间与流量，嘱患者不要随意自行调节流量、感鼻部干燥或憋气时及时通知医师等。

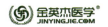

4.停氧:

(1)缓慢轻柔地拔去鼻导管,擦净口鼻部。

(2)先关闭氧气表的流量调节阀开关,然后关闭氧气表总开关,最后再次打开流量调节阀开关放出余气。

(3)整理床单及用物,洗手,记录停氧时间。

总结:

1.给氧装置安装。

2.解释后连接导管,给氧后插管的原因;记录时间和流量。

3.去管后停氧,记录停氧时间。

(三)注意事项

1.严格遵守操作规程,切实做好安全用氧,包括注意防火、防油、防震、防热;及时发现装置有无漏气问题等。

2.治疗过程中要及时清除口鼻分泌物,始终保持鼻导管和呼吸道通畅。

3.注意观察吸氧治疗的效果,缺氧的改善情况;根据病情随时调节氧流量。

4.防止损伤肺组织:应用时先调节流量后再给患者插入鼻导管;调节流量时要缓慢,以免突然流量增加造成患者不适;停用时要先拔出鼻导管再关闭氧气装置。

5.持续用氧者,应每8~12小时更换一次鼻导管,双侧鼻孔交替吸氧。

6.氧气瓶内氧气切勿用尽,**以防再次充气时引起爆炸。**

(四)其他常用吸氧方式简介

1.漏斗法(了解):鼻导管进气端连接一漏斗形器具,该器具与面部皮肤保持2~3 cm距离,用绷带固定后供氧,这样不用将鼻导管直接插入鼻腔,避免了鼻黏膜和咽喉部的损伤,使患者更容易接受。此时氧气流量应为4~5 L/min。

2.面罩法:鼻导管进气端接于一个与患者面部密合的面罩的进气孔上,以松紧带固定后供氧。优点同漏斗法,但吸氧量节约,效果更好。此时氧气流量一般为3~4 L/min,严重缺氧者可达7~8 L/min。

3.鼻塞法:鼻导管进气端为一鼻塞,鼻塞大小恰能塞住鼻孔,可将鼻塞塞入鼻孔外端,使鼻腔没有了异物感,保护了黏膜组织。适用于清醒患者的氧疗。

 得失之间

得分点

1.吸氧指征。

2.物品的准备。

3.操作方法。

4.注意事项。

考官易问的问题

1.吸氧的适应证有哪些?

2.如何给患者选择合适的氧气流量。

3.氧气表的玻璃指示柱中每个刻度代表的流量值是多少?

4.给氧方式包括什么?说两个以上。

模拟人介绍

三、人工呼吸术

(一)术前准备

1.判断病情:判断有无自主呼吸。将耳朵贴近患者口鼻,仔细倾听有无呼吸音或感觉患者口鼻有无气体逸出,观察胸部有无起伏,**时间 10 s 以内**。如确定无自主呼吸立即开始抢救(图 2-2-11、图 2-2-12)。

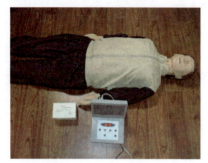
图 2-2-11 模拟人

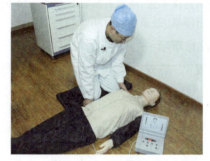
图 2-2-12 判断病情

2.迅速将患者置于硬板床或平地上,**如在软床上抢救则应在患者背部加垫木板。**

3.准备清洁手帕或纱布 1 块备用。

操作过程

(二)操作方法

1.畅通气道是开展人工呼吸术的先决条件。

(1)操作者位于患者一侧,松开患者衣领及裤带(图 2-2-13)。

(2)清除患者口鼻腔内异物,包括义齿、分泌物、呕吐物及其他异物(**一手拇指进入口内抓住下颌向前拉,解除阻力,另一手用纱布从口腔内掏异物**)(图 2-2-14)。

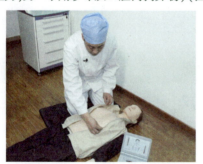
图 2-2-13 解开衣领及裤带

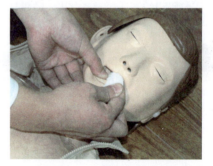
图 2-2-14 清除口鼻异物

(3)让患者取仰卧位,用"抬颈压额举颏"法使患者气道尽量处于水平位。即操作者一手插入患者颈后向上托,一手按压其前额使头部后仰,向前上方拉下颌骨,把舌向外拉出,**使下颌和耳垂连线垂直于地平面。**

2.口对口吹气:

(1)用压前额之手的拇指和食指捏闭患者双侧鼻孔,另一手**食指和拇指**抬起患者下颌,使下颌和耳垂的连线与地平面垂直,让患者的口腔打开(图 2-2-15)。

(2)用**两层纱布**盖于患者口上,操作者深吸一口气后,张开口贴紧并**完全包住**患者的口部,用力向患者口内吹气,使患者胸部随吹气出现扩张(如在模拟人上进行,吹气后应见绿灯亮起方为有效)(图 2-2-16)。

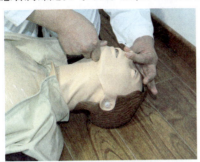
图 2-2-15　压额抬颏

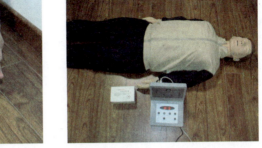
图 2-2-16　吹气

（3）胸廓抬起后,立即与患者口部脱离,**头偏向一侧**,吸入新鲜空气,准备做下一次吹气,此时应放松捏鼻的手并使患者张口,以便患者自然呼气。

（4）重新捏闭患者双侧鼻孔,重复向患者口内吹气的动作。

（5）成人吹气频率为 12~16 次/min,儿童为 20 次/min。呼吸与胸外心脏按压比例为 2∶30。

3.告知救治成果,一般说病人出现自主呼吸。

（三）注意事项

1.保证气道不漏气:注意吹气时必须捏闭患者双侧鼻孔,操作者口腔紧贴并完全包住患者的口部,这样吹气量不会减少。

2.保证肺充气有效:吹气时须同时观察患者胸壁的起伏,感觉患者的呼吸道阻力,注意吹气间歇有无呼气,随时掌握急救进展。

3.保持气道始终通畅:排除和预防各种气道阻塞的情况,如舌后坠、呼吸道异物、黏液、呕吐物未排出等使呼吸道梗阻的原因。

4.除非确实证明患者已经死亡,否则人工呼吸不得随意停止。

得失之间

得分点

　　1.急救指征。

　　2.急救准备。

　　3.操作方法。

易出现的问题

　　1.胸廓未吹起。

　　2.气道未打开。

考官易问的问题

　　1.判断有无自主呼吸的方法:将耳朵贴近患者口鼻,仔细倾听有无呼吸音或感觉患者口鼻有无气体逸出,观察胸部有无起伏,时间10 s以内。

　　2.如何确定口对口人工呼吸有效:胸廓浮动,感觉患者的呼吸道阻力,注意吹气间歇有呼气。

　　3.吹气频率和呼吸与心外按压比例是多少:2∶30。

　　4.开放气道方法:

　　(1)仰头举颌法。

　　(2)仰头抬颈法。

　　(3)双手抬下颌法。

　　5.人工呼吸术指征:

　　(1)无自主呼吸或自主呼吸微弱者,如呼吸停止、心搏骤停。

　　(2)因创伤或意外打击引起的呼吸麻痹者和(或)意识丧失,如麻醉、电击、中毒、颈椎骨折及其他伤病等。

四、胸外心脏按压术

(一)术前准备

1.判断是否心跳停止或有无有效心搏,时间约10 s。

(1)呼唤患者,轻拍其肩部并呼唤患者(图2-2-17)。

(2)用食指和中指指尖在气管正中喉结部位旁开两指至胸锁乳头肌前缘凹陷处的区域内触摸颈动脉搏动(图2-2-18)。

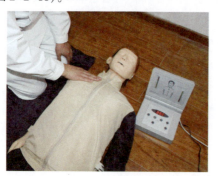
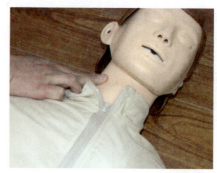

　　图2-2-17　判断病情　　　　　　图2-2-18　触摸颈动脉

(3)耳朵贴近胸壁倾听心音。

(4)观察瞳孔变化。

模拟人介绍

操作过程

　　通过上述方法判断患者是否确实心搏停止和意识丧失。如确实心搏停止,立即呼救,请周围人拨打120电话,并开始下面的抢救准备。

2.迅速将患者置于硬板床或平地上,如在软床上抢救则应在患者背部加垫木板。

(二)操作方法

1.患者取仰卧位,头偏向一侧,将患者衣领和腰带松开(图2-2-19)。

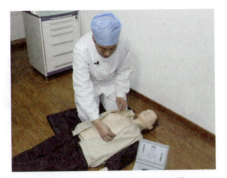

图 2-2-19　解开衣领及裤带

2.操作者位于患者胸部右侧,跪位或站位。

3.解开患者上衣,暴露胸部。

4.实施胸外心脏按压。

(1)按压部位:**胸骨中下 1/3 交界处**。确定的方法是以剑突为定位标志,将食指和中指两指横放在剑突上方,手指上方的胸骨正中部即为按压区。**考试时两乳头连线中点**(图 2-2-20)。

(2)按压手法:一手掌根部放于按压区,与患者胸骨长轴相平行;另一手掌平行重叠压于前一手的手背上。两手手指紧紧相扣,只以掌根部接触按压部位。双臂位于胸骨正上方,双肘关节伸直,利用上身重量和肩、臂肌肉力量垂直有力下压;然后迅速放松,使胸廓弹回原来形状。放松时手掌根部不要离开胸壁定位点,以免按压位置移动。反复进行,不能间断(图 2-2-21)。

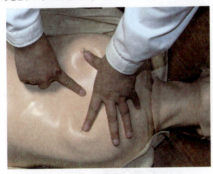

图 2-2-20　按压点

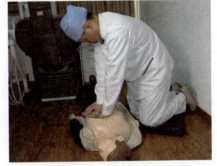

图 2-2-21　按压姿势

(3)按压幅度:以使胸骨下端下陷 5~6 cm 为宜。

(4)按压时间:**按压与放松的时间之比为 1:1。**

(5)按压频率:100~120 次/min,与人工呼吸之比为 30:2。

5.每操作 5 个循环后通过触摸判断股动脉、颈动脉有无搏动,如患者心搏恢复须进行进一步生命支持;如心搏未恢复则继续按压直至高级生命支持人员及仪器设备到达。

6.判断胸外心脏按压效果的指征:

(1)能扪及颈动脉搏动。

(2)面色、口唇、甲床和皮肤色泽转红。

(3)瞳孔逐渐回缩。

(4)自主呼吸恢复或改善。

(5)神志逐渐清楚。

(6)收缩压升至 60 mmHg(8.0 kPa)以上。

7.特殊人群胸外心脏按压:小儿胸外心脏按压可用单手进行,胸骨压低幅度婴儿 4 cm,儿童 5 cm,或胸廓前后径的 1/3。频率 100 次/min。老年人骨质松脆,因此胸外心脏按压力量不宜过大,以免发生肋骨骨折。

（三）注意事项

1.胸外按压部位不宜偏移或变化,易发生肋骨骨折。当按压胸骨下端易折断剑突处。

2.胸外心脏按压应用力合理,切忌突然急促地猛力下压,造成心脏及胸廓损伤。

3.胸外心脏按压要保持节奏均匀,按压至最低点处应有一短时间停顿。

4.观察胸外心脏按压效果时不宜停顿时间过长,**一般不要超过10 s**,也不要频频中断按压,以免影响复苏成功。

5.防止发生骨折、气胸、血胸、脏器挫伤破裂等并发症。

得失之间
得分点 1.急救指征。 2.急救准备。 3.操作方法。
考官易问的问题 1.判断胸外心脏按压成功的指标。 2.胸外心脏按压的幅度、时间和频率。 3.使胸外心脏按压有效和特殊人群心脏按压的注意事项。 4.胸外心脏按压术指征。 5.最常见的并发症是什么? 6.如何判断胸外按压有效?

情景模拟-实战演练视频课件

实战演练介绍

实战演练内容

第四考站

病史采集

考纲概况

考纲要求	第四考站　病史采集
考试实施方法	病史采集考试方法主要采取口试或部分笔试。考生对考前抽取的一份主诉进行病史采集
注意事项	1.要熟悉计算机考试的程序,避免操作不当 2.病史采集要求有条理性,尽量多说多写

学习指导

病史采集答题时,条理性一定要强,尽可能地多问多写,尽量询问区分可能的疾病特点。

病史采集

病史采集是口腔疾病诊治的基础和首要环节,任何医师接诊患者首先要做的一项工作就是进行病史采集,详细了解患者的各种相关病史,并给其做相应的初步体检或专科检查,然后根据对疾病的判断,选择一些必要的辅助检查项目来进一步深入了解病因和病患的发生基础,最后医师将所获得的所有资料综合起来进行分析,寻找出患者遇到的主要问题,得出正确的诊断,并有的放矢地制定治疗计划,这便形成了现代临床诊治学的基本工作程序。因此,对医师来说,掌握好病史采集的方法,学会病例分析的思路,写出完整准确的病史对开展后续医疗活动具有十分重大的意义。

诊断的项目与内容

病史采集的基本手段是问诊。问诊就是通过语言与患者交流,收集与疾病相关的信息。它几乎贯穿整个口腔患者就诊的全过程。通过问诊医师可以全面地了解疾病的发生、发展、病因、诊治经过和过去的健康状态等情况。通常医师要完成问诊这一任务,一定要有针对性地、深入细致地进行一系列相关询问。

病史采集

问诊主要包括主诉、现病史、既往史和家族史四项内容,询问中医师要紧紧围绕这些项目展开,询问顺序可根据情况自行安排。

考试方式:考试给你一个主诉,让你围绕主诉进行询问。询问过程中,老师不发问也不回答问题,询问过后再回答出主诉可能的诊断。

问诊的技巧

（一般病史采集包括两种，一种笔试，一种口述，本内容主要针对口述）

思考的问题：任何一个主诉出现后，我们是先有了诊断，之后才有了询问，询问是为了区分鉴别你的可能的诊断，所以病史采集的重中之重是记忆主诉可能的诊断。

1.注意问诊的重点：问诊必须重点突出、准确。

2.注意问诊的内容：一般应该按医学病历的基本要求有顺序、有目的、有层次地逐步展开询问。

建议问诊顺序：

（1）时间、部位、性质、程度、伴发症状以及你关心的一些特点有没有。

（2）围绕你想到的可能的诊断，询问有没有可能诊断的特点。

3.注意问诊的态度：记住"态度决定一切"。

4.注意问诊的语言：通俗易懂。

5.尽可能多地询问：尽可能多地提出可能的诊断。（多答不扣分，少答不给分）

常见主诉的病史采集要点

常规模式：分两个部分

第一部分：出题时会给你主诉，你会有几个假想诊断，下面开始询问（可不区分现病史、既往史和家族史，直接询问，只要询问到点上就会给分）。

1.现病史：主要问的是症状、部位、时间、诱因、伴随症状、疾病整个的发生发展和转归（也就是变化过程），以及一些你能想到的相关疾病的鉴别点。

2.既往史：与主诉相同症状的以往相关治疗或疾病，目的是排除这类疾病。

3.家族病史：与主诉症状相同的家族性疾病，目的排除这类疾病。

第二部分：提出可能的诊断，并体现鉴别诊断思路（不写鉴别要点）。

以下对病史采集的询问也从两个部分学习：

一、牙痛

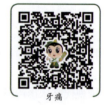

牙痛

【疾病的询问点】

常规询问：疼痛的时间、部位、性质、程度和诱因。

可能的诊断和鉴别诊断：

1.牙体牙髓

（1）深龋

①特点：咬物痛、冷热酸甜入洞痛。

②询问点：疼痛时间和刺激因素。

（2）牙本质过敏症

①特点：冷热酸甜疼痛，机械刺激疼痛、咬物疼痛。

②询问点：疼痛时间和刺激因素。

（3）楔状缺损

①特点：冷热酸甜疼痛，机械刺激疼痛。

②询问点：疼痛时间和刺激因素。

（4）可复性牙髓炎

①特点：冷热疼痛呈一过性。

②询问点：疼痛持续诱因和时间？

（5）急性牙髓炎

①特点:剧烈疼痛,自发性、阵发性疼痛,夜间痛,冷热加剧、不能定位。

②询问点:是否有自发性、阵发性疼痛,夜间痛,冷热加剧、不能定位?

(6)慢性牙髓炎

①特点:反复疼痛病史、冷热刺激迟缓痛、有咬物疼痛。

②询问点:是否有反复疼痛病史、冷热刺激迟缓痛、咬物疼痛?

(7)急性浆液性根尖炎

①特点:咬物疼痛,咬紧后缓解。

②询问点:是否有咬物疼痛,咬紧后缓解?

(8)急性化脓性根尖炎

①特点:剧烈疼痛、咬物疼痛、跳痛、不敢咬合、牙龈区可有局部肿胀。

②询问点:是否有咬物疼痛、不敢咬合、牙龈区可有局部肿胀?

2.牙周病

(1)龈乳头炎

①特点:冷热疼痛、胀痛、急性跳痛、慢性钝痛、牙龈乳头肿胀。

②询问点:是否有冷热疼痛、胀痛、急性跳痛、慢性钝痛、牙龈乳头肿胀?

(2)牙周炎

①特点:咬物疼痛、牙龈出血、牙齿松动移位。

②询问点:是否有咬物疼痛、牙龈出血、牙齿松动移位?

(3)牙周脓肿

①特点:急性跳痛、慢性钝痛、咬物疼痛、牙龈出血溢脓、牙齿松动移位。

②询问点:是否有急性跳痛、慢性钝痛、咬物疼痛、牙龈出血、牙齿松动移位?

(4)牙周-牙髓联合病变

①特点:剧烈疼痛、冷热疼痛、咬物疼痛、牙龈出血、牙齿松动移位。

②询问点:是否有剧烈疼痛、冷热疼痛、咬物疼痛、牙龈出血、牙齿松动移位?

3.颌面外科

(1)智齿冠周炎

①特点:咬物疼痛、急性剧烈疼痛、慢性胀痛、钝痛、面部肿胀。

②询问点:是否有面部肿胀?

(2)牙外伤

①特点:咬物疼痛。

②询问点:是否有外伤史、咬物疼痛?

(3)干槽症

①特点:剧烈疼痛、牙槽窝空虚。

②询问点:是否有拔牙史,牙槽窝是否空虚?

(4)三叉神经痛

①特点:剧烈疼痛,针刺、刀割、撕裂样疼痛,有扳机点。

②询问点:是否有针刺、刀割、撕裂样疼痛,有扳机点?

实战演练

(一)咬物痛:右下后牙咬物痛4天

1.病史采集要点

(1)咬什么东西痛。

实战演练

(2)是否每次咬物都痛。

(3)咬物痛持续多长时间。

(4)咬物引起痛的性质:酸痛、尖锐、放散。

(5)其他刺激(酸、甜、热、机械等)是否引起疼痛。

(6)是否有外伤或咬合外伤史。

2.可能的诊断

(1)深龋。

(2)牙本质过敏症。

(3)慢性牙髓炎。

(4)浆液性根尖周炎。

(5)冠周炎。

(6)牙外伤。

(二)酸甜痛:左上后牙吃甜食痛1周

1.病史采集要点

(1)引起牙痛是否可定位。

(2)刺激除去后疼痛是否持续。

(3)是否有过自发痛(夜间痛)。

(4)其他刺激(冷、热)是否引起疼痛。

2.可能的诊断

(1)中龋。

(2)楔状缺损。

(3)牙本质过敏症。

(三)冷热痛:下前牙遇冷痛2天

1.病史采集要点

(1)冷刺激引起的疼痛程度如何。

(2)刺激除去后疼痛是否持续。

(3)是否有过自发痛(夜间痛)。

(4)牙痛是否可以定位。

(5)是否有牙科治疗史。

(6)有没有牙龈出血溢脓、牙齿松动移位。

2.可能的诊断

(1)深龋。

(2)牙本质过敏症。

(3)楔状缺损。

(4)可复性牙髓炎。

(5)急性牙髓炎。

(6)慢性牙髓炎。

(7)牙周-牙髓联合病变。

(四)持续痛:左上后牙持续痛1天

1.病史采集要点

(1)持续痛的性质如何。

(2)持续痛的程度如何。

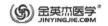

(3)是否可以确定疼痛的牙位。

(4)是否伴有其他不适。

(5)什么刺激可以加重或减轻疼痛。

(6)是否有牙痛史或牙科治疗史。

2.可能的诊断

(1)急性牙髓炎。

(2)急性根尖周炎。

(3)干槽症。

(4)牙周-牙髓联合病变。

(5)急性冠周炎。

(五)肿痛:左下后牙肿痛3天

1.病史采集要点

(1)牙痛与肿胀的关系如何。

(2)疼痛是否可以定位或有放散痛。

(3)何种刺激加重或缓解痛。

(4)是否伴有其他症状。

(5)是否有牙痛史和牙科治疗史。

2.可能的诊断

(1)急性牙槽脓肿。

(2)急性牙周脓肿。

(3)急性冠周炎。

(4)牙周-牙髓联合病变。

(5)急性龈乳头炎。

(六)胀痛:右后牙胀痛2周

1.病史采集要点

(1)胀痛的程度是否严重。

(2)该部位患牙是否能够对冷、热刺激敏感。

(3)该部位是否有食物嵌塞。

(4)该部位是否有牙龈出血。

(5)肿胀的部位是否有过反复肿痛。

2.可能的诊断

(1)牙龈乳头炎。

(2)牙周炎。

(3)牙周脓肿。

(4)冠周炎。

(七)剧烈痛:左后牙剧烈疼痛1天

1.病史采集要点

(1)剧烈疼痛是否持续。

(2)疼痛的性质。

(3)什么刺激加重或缓解疼痛。

(4)疼痛能否定位或是否放散到其他部位。

(5)是否有牙痛史或牙科治疗史。

(6)是否有扳机点。

2.可能的诊断

(1)急性牙髓炎。

(2)急性牙槽脓肿。

(3)急性冠周炎。

(4)三叉神经痛。

(5)干槽症。

(八)钝痛:左上后牙钝痛10天

1.病史采集要点

(1)是否有牙痛和反复肿痛的病史。

(2)疼痛的激惹因素。

(3)是否知道牙痛的部位。

(4)疼痛发生的时间和持续时间。

(5)是否伴有开口受限、吞咽痛等其他症状。

2.可能的诊断

(1)慢性牙髓炎。

(2)慢性冠周炎。

(3)慢性龈乳头炎。

(4)牙周脓肿。

(九)跳痛:左侧后牙跳痛1天

1.病史采集要点

(1)疼痛发生的时间和持续时间。

(2)疼痛的激惹因素。

(3)是否知道牙痛的部位。

(4)是否有牙痛和反复肿痛的病史。

(5)是否伴有开口受限、吞咽痛等其他症状。

2.可能的诊断

(1)急性化脓性牙髓炎。

(2)急性牙槽脓肿。

(3)急性龈乳头炎。

(4)急性牙周脓肿。

(5)急性冠周炎。

二、牙松动

牙松动

【疾病的询问点】

常规询问:松动的时间、部位、程度和诱因。

可能的诊断和鉴别诊断:

1.牙体牙髓

急性根尖炎

①特点:咬物疼痛、局部肿胀。

②询问点:是否伴有咬合不适、牙齿伸长感或不敢咬合?

2.儿牙

乳牙滞留

①特点:牙齿脱落年龄。

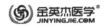

②询问点:无。

3.牙周病

（1）牙周炎

①特点:成年人、牙龈出血溢脓。

②询问点:是否伴有牙龈出血溢脓？

（2）侵袭性牙周炎

①特点:年轻人、特殊第一恒磨牙、切牙、牙龈出血溢脓。

②询问点:是否有特殊第一恒磨牙、切牙、牙龈出血溢脓？

（3）掌跖角化综合征

①特点:手掌和脚掌都有角化物,有臭汗味,牙齿早期脱落。

②询问点:是否伴有手掌和脚掌都有角化物,有臭汗味,牙齿早期脱落？

（4）Down 综合征

①特点:智力低下,有遗传性。

②询问点:是否存在智力低下,是否有遗传性？

4.颌面外科

（1）牙外伤

①特点:咬物疼痛。

②询问点:是否有外伤史和咬物疼痛？

（2）颌骨骨髓炎

①特点:面部肿胀及膨隆,有高热、寒战或头痛史,有牙痛史。

②询问点:是否有面部肿胀及膨隆,有高热、寒战或头痛史,有牙痛史？

5.正畸学

牙齿正畸

①特点:正在或已经完成正畸治疗。

②询问点:有无正畸治疗史？

实战演练

(一) 成人长时间牙松动:成人后牙松动 4 个月

1.病史采集要点

（1）是否有牙周反复肿胀史。

（2）有无咬合不适、牙齿伸长感或不敢咬合。

（3）是一颗牙松动还是多颗牙松动。

（4）是否有外伤史。

（5）有无颌骨膨隆及膨隆的时间。

（6）是否有高热、寒战或头痛史。

（7）是否有牙痛史。

2.可能的诊断

（1）牙周炎。

（2）急性根尖周炎。

（3）牙外伤。

（4）颌骨囊肿或肿瘤。

（5）颌骨骨髓炎。

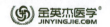

(二)儿童长时间牙松动:儿童牙松动 3 个月

1.病史采集要点

(1)是一颗牙松动还是多颗牙松动。

(2)此前是否出现过牙松动。

(3)是否有外伤史。

(4)有无咬合痛或咬合不适及出现的时间。

(5)是否有正畸治疗史。

(6)是否伴有手掌和脚掌都有角化物,有臭汗味,牙齿早期脱落(助理不考)。

(7)是否存在智力低下,是否有遗传性(助理不考)。

2.可能的诊断

(1)乳牙滞留。

(2)牙外伤。

(3)急性根尖周炎。

(4)掌跖角化综合征。

(5)Down 综合征。

(三)年轻人短时间牙松动:年轻人下前牙松动约 8 天

1.病史采集要点

(1)是否受到过撞击或磕碰等外伤。

(2)其他部位的牙有无松动、脱落。

(3)是否伴有牙痛、咬合痛及根尖部肿胀。

(4)下前牙相应部位颌骨有无膨隆或肿物。

(5)有没有家族的聚集性。

(6)有没有牙龈出血溢脓。

2.可能的诊断

(1)牙外伤。

(2)慢性根尖周炎。

(3)乳牙滞留。

(4)颌骨囊肿。

(5)侵袭性牙周炎。

(6)早萌牙(孩子)。

三、牙龈出血

【疾病的询问点】

常规询问:出血的时间、部位、程度和伴随症状(肿胀)。

可能的诊断和鉴别诊断:

1.颌面外科

(1)外伤

①特点:可伴有牙体缺损。

②询问点:是否有外伤史?

2.牙周病

(1)慢性龈炎

①特点:反复发作、牙龈可伴有肿胀。

牙龈出血

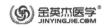

②询问点:是否有反复发作、牙龈肿胀的病史?

(2)急性坏死溃疡性龈炎

①特点:牙龈乳头坏死呈反波浪状、有口臭。

②询问点:是否伴有牙龈乳头坏死、口臭?

(3)青春期龈炎

①特点:青春期人群。

②询问点:无。

(4)妊娠性龈炎

①特点:有妊娠存在。

②询问点:是否处于妊娠时期?

(5)白血病性龈病损

①特点:出血不易止住。

②询问点:是否有白血病?

(6)艾滋病性龈病损

①特点:体重减轻、发热和乏力。

②询问点:是否有艾滋病?

(7)牙周病

①特点:牙松动、脱落。

②询问点:是否有牙松动、脱落?

(8)牙外伤

①特点:有外伤史。

②询问点:是否有外伤史?

(9)血友病

①特点:有血友病史。

②询问点:是否有血友病病史?

(10)口服抗凝药物

①特点:有高血压病史。

②询问点:是否有高血压及是否服用抗凝药物?

实战演练

牙龈出血:牙龈出血3个月

1.病史采集要点

(1)牙龈出血的部位。

(2)有无牙龈自发出血。

(3)牙龈是否肿胀、疼痛。

(4)有无牙松动、脱落。

(5)有无高血压及是否服用抗凝药物。

(6)有无体重减轻、发热和乏力等全身症状。

(7)是否处于妊娠时期。(女性)

(8)有无外伤史。

2.可能的诊断

(1)慢性龈炎。

(2)牙周病。

(3)白血病。(助理不考)

（4）妊娠性龈炎。

（5）血友病。

（6）急性坏死溃疡性龈炎。

（7）牙外伤。

（8）青春期龈炎（青春期人群）。

（9）艾滋病性龈病损。

（10）口服抗凝药

四、牙龈肥大

牙龈肥大

【疾病的询问点】

常规询问：肥大的时间、部位、程度、诱因和伴有症状（出血、溢脓、松动）。

可能的诊断和鉴别诊断：

牙周病

（1）龈乳头炎

①特点：牙龈乳头肿胀疼痛伴出血。

②询问点：是否有牙龈乳头肿胀疼痛伴出血，是否有食物嵌塞？

（2）牙龈炎

①特点：有反复病史，肿胀以游离龈为主。

②询问点：是否有反复肿胀？

（3）妊娠性龈炎

①特点：出血。

②询问点：是否处于妊娠？

（4）药物性牙龈增生

①特点：不出血，肿胀达牙的 1/3 到 2/3。

②询问点：是否有高血压、癫痫，是否做过肾移植？

（5）白血病性龈病损

①特点：牙龈发白、出血不易止住。

②询问点：是否全身有白血病？

（6）遗传性牙龈纤维瘤病

①特点：肿胀不出血，超过牙面 2/3。

②询问点：家里人是否有这样的？

（7）牙周病（牙周脓肿、牙周-牙髓联合病变）

①特点：肿胀伴有牙齿松动移位。

②询问点：是否伴有牙齿松动移位？

（8）青春期龈炎

①特点：青春期人群

②询问点：无

实战演练

牙龈肿大 3 个月

1.病史采集要点

（1）牙龈肥大时间是一直肥大还是反复。

（2）牙龈肥大部位是个别牙还是全口。

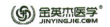

(3)牙龈肥大的程度。

(4)是否伴有疼痛、出血。

(5)是否伴有牙齿松动移位。

(6)是否处于妊娠期。

(7)是否有高血压、癫痫和是否做过肾移植手术。

(8)是否有白血病,是否有体重下降、牙龈出血不止的情况。

(9)家人是否有上述情况。

2.可能的诊断

(1)龈乳头炎。

(2)牙龈炎。

(3)妊娠性龈炎。

(4)药物性牙龈增生。

(5)白血病性龈病损。

(6)遗传性牙龈纤维瘤病。

(7)牙周病(牙周脓肿、牙周-牙髓联合病变)。

(8)青春期龈炎(年轻人)。

五、口腔黏膜溃疡

口腔黏膜溃疡

【疾病的询问点】

常规询问:溃疡的时间、部位、大小、数量、形状。

可能的诊断和鉴别诊断:

口腔黏膜病

(1)复发性口腔溃疡

①特点:有大有小、复发性、周期性和自限性。

②询问点:是否有复发性、周期性和自限性?

(2)癌性溃疡

①特点:大溃疡、呈火山口状、时间长、体重下降和消瘦。

②询问点:是否有体重下降和消瘦的现象?

(3)结核性溃疡

①特点:大溃疡、呈鼠噬状、低热盗汗。

②询问点:是否有结核病的存在?

(4)创伤性溃疡

①特点:大溃疡、有创伤因子。

②询问点:是否有创伤因子的存在?

(5)白塞病

①特点:小溃疡、口眼生殖器三联症。

②询问点:是否有眼部症状和生殖器溃疡的存在?

(6)手足口

①特点:小溃疡、手足和口有溃疡。

②询问点:是否手和足上有溃疡?

(7)单纯疱疹性口炎

①特点:小溃疡、前驱发热和水疱期。

②询问点:是否有前驱发热和水疱期?

（8）带状疱疹
①特点：小溃疡、沿着三叉神经分布。
②询问点：是否沿着三叉神经分布，并伴明显疼痛？

实战演练

口腔溃疡10天

1.病史采集要点

（1）溃疡的时间、大小、部位、数目和形态。

（2）有无溃疡反复发作史、自我康复的病史。

（3）有无局部创伤史。

（4）有无皮肤病史。

（5）有无外生殖器溃疡史。

（6）有无眼部病史。

（7）有无体重下降和消瘦（用于溃疡时间长的，考虑癌）。

（8）有无盗汗或诊断过结核病。

（9）溃疡之前有无起水疱或发热的症状。

2.可能的诊断

（1）复发性溃疡。

（2）创伤性溃疡。

（3）恶性肿瘤引起的溃疡。

（4）结核性溃疡。

（5）白塞病。

（6）手足口。

（7）单纯疱疹性口炎。

（8）带状疱疹。

六、口腔黏膜白色斑纹（助理不考）

【疾病的询问点】

常规询问：白色斑纹的时间、部位、颜色、形状，是否伴有疼痛。

可能的诊断和鉴别诊断：

口腔黏膜
白色斑纹

口腔黏膜病

（1）口腔扁平苔藓

①特点：中年女性两颊部对称的网格状条纹多见、指甲变薄并有深沟、皮肤可见Wickham纹病损、生殖器有条纹。

②询问点：是否有两颊部对称的网格状条纹（一般询问中有）、是否出现指甲变薄并有深的沟、皮肤是否可见Wickham纹病损、生殖器会有条纹？

（2）白斑

①特点：白色斑块，有吸烟或咀嚼槟榔的习惯。

②询问点：是否有吸烟或咀嚼槟榔的习惯？

（3）盘状红斑狼疮

①特点：下唇呈中心凹陷，四周呈光放射状，面部有蝴蝶斑和角质栓塞。

②询问点：是否面部有蝴蝶斑和角质栓塞？

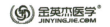

（4）口腔红斑

①特点：颜色呈天鹅绒样的红。

②询问点：无（颜色已经问过）。

（5）苔藓样反应

①特点：往往有刺激因素的存在。

②询问点：是否有刺激因素的存在？

（6）多形性红斑

①特点：有过敏源，呈靶环或虹膜状红斑。

②询问点：是否有过敏源？

（7）迷脂症

①特点：位于两颊部呈粟粒状的黄色颗粒，属于皮脂腺异位。

②询问点：颜色部位中已问。

实战演练

女性 45 岁白色条纹一年

1.病史采集要点

（1）口腔黏膜白色斑纹的特点：发病时程、形态、斑纹质地、分布区域、色泽、有无疼痛。

（2）患者的主观感觉：有无发涩、发痒、粗糙感，以及虫爬感。

（3）是否伴有皮肤病损：例如是否有鼻部"蝴蝶斑"或角质栓塞。

（4）生殖器是否有条纹，皮肤是否有 Wickham 纹病损、指甲是否变薄并有深沟。

（5）是否有服用甲基多巴、氯喹等可引起苔藓样反应的药物。

（6）有无不良习惯，如吸烟、食过烫食物以及槟榔等。

（7）家人是否有上述情况。

2.可能的诊断

（1）口腔扁平苔藓。

（2）盘状红斑狼疮。

（3）白斑。

（4）口腔红斑。

（5）苔藓样反应。

（6）多形性红斑。

（7）迷脂症。

七、口腔黏膜及皮肤窦道和瘘管

【疾病的询问点】

常规询问：窦道和瘘管的时间、部位及窦道和瘘管流出物的性质。

可能的诊断和鉴别诊断：

1.牙体牙髓

（1）急性根尖脓肿

①特点：附着龈根尖区有瘘管、溢脓牙齿的剧烈疼痛、牙齿松动、全身发热。

②询问点：是否有牙齿的剧烈疼痛、牙齿松动、全身发热？

（2）慢性根尖脓肿

①特点：根尖平对黏膜处大量溢脓，既往有牙齿疼痛史或治疗史。

口腔黏膜及皮肤
窦道和瘘管

②询问点:既往是否有牙齿疼痛史或治疗史?

2.牙周病

牙周脓肿

①特点:有牙周治疗史,牙齿松动,牙周出血溢脓、移位。

②询问点:是否有牙周治疗史,牙齿松动,牙周出血溢脓、移位?

3.颌面外科

(1)颌骨骨髓炎

①特点:有发热,有牙齿疼痛、松动病史。

②询问点:是否发热,是否有牙齿疼痛和松动的病史?

(2)放射性骨髓炎

①特点:既往有放疗史。

②询问点:是否既往有放疗史?

(3)智齿冠周炎

①特点:部位位于下6根尖对的黏膜处、面部位于咬肌前缘、有牙痛史、面部肿胀疼痛。

②询问点:是否伴有牙齿疼痛和面部的肿胀?

(4)外伤

①特点:有外伤史。

②询问点:是否有外伤史?

(5)囊肿和肿瘤

①特点:有面部畸形存在、肿瘤有家族遗传史。

②询问点:是否伴有面部畸形,家人是否有同样的问题?

(6)先天性畸形

①特点:生下来就有。

②询问点:无需询问,时间上、部位上即能判断。

实战演练

面部瘘管2个月

1.病史采集要点

(1)瘘管的部位、大小、时间是一直有还是好了又有。

(2)瘘管里流出物的性状。

(3)是否伴有牙痛、牙齿松动。

(4)是否伴有发热。

(5)是否伴有面部的肿胀疼痛。

(6)既往是否有牙齿的疼痛史或治疗史。

(7)是否有外伤史。

(8)既往是否有牙周出血溢脓、牙齿松动病史,是否有牙周治疗史。

(9)家人是否有上述情况。

(10)是否有放疗存在。

2.可能的诊断(炎症、外伤、肿瘤和畸形)

(1)急性根尖脓肿。

(2)慢性根尖脓肿。

(3)牙周脓肿。

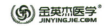

（4）颌骨骨髓炎。

（5）放射性骨髓炎。

（6）智齿冠周炎。

（7）外伤。

（8）囊肿和肿瘤。

八、口腔异味（助理不考）

口腔异味

【疾病的询问点】

常规询问：异味发现者是自己还是别人、气味的时间、气味的味道。

可能的诊断和鉴别诊断

1.牙体牙髓

龋病

①特点：有食物嵌塞史、牙齿疼痛史。

②询问点：是否有食物嵌塞史、牙齿疼痛史？

2.牙周病

（1）牙龈炎

①特点：牙龈出血，反复肿胀。

②询问点：是否有牙龈出血，反复肿胀？

（2）坏死溃疡性龈炎

①特点：牙龈乳头吸收呈水平状或反波浪状，疼痛、伴发热。

②询问点：牙龈乳头吸收是否呈水平状或反波浪状，是否疼痛、发热？

（3）牙周炎（牙周脓肿）

①特点：牙周出血溢脓、牙齿松动移位。

②询问点：是否伴有牙周出血溢脓、牙齿松动移位？

3.颌面外科

（1）颌骨骨髓炎

①特点：伴有肿胀疼痛、有牙齿疼痛和松动、全身发热症状。

②询问点：是否伴有肿胀疼痛、牙齿疼痛和松动、全身发热症状？

（2）智齿冠周炎

①特点：伴有肿胀疼痛、牙齿疼痛和松动、全身发热症状。

②询问点：是否伴有肿胀疼痛、牙齿疼痛和松动、全身发热症状？

（3）干槽症

①特点：有拔牙史，疼痛一般止痛药不能止住。

②询问点：是否有拔牙史？

4.口腔黏膜病

（1）球菌性口炎

①特点：口内黏膜有大量的破溃面、厚厚的假模、疼痛伴全身发热。

②询问点：是否口内黏膜存在大量破溃面？

（2）溃疡

①特点：出现口腔黏膜的破溃面。

②询问点：是否黏膜存在大量破溃面？

（3）天疱疮

①特点：皮肤和黏膜出现水疱，一挫疱起，一推疱走。

第四考站

②询问点:皮肤和黏膜是否出现水疱,一挫疱起,一推疱走?

5.鼻咽部疾病

①特点:无需记忆。

②询问点:是否有鼻咽部疾病?

6.呼吸系统疾病

①特点:无需记忆。

②询问点:是否有呼吸系统疾病?

7.消化系统疾病

①特点:无需记忆。

②询问点:是否有消化系统疾病?

8.糖尿病、肾病

①特点:无需记忆。

②询问点:是否有糖尿病、肾病?

9.外源性异味

①特点:无需记忆。

②询问点:是否服用过与异味类似的物品?

实战演练

口腔异味一周

1.病史采集要点

(1)异味发现者(自己还是别人)、时间(刚刚还是很久了)、气味特点。

(2)是否伴有牙体疾病。

(3)是否有牙周溢脓、出血、牙齿松动。

(4)是否伴有口腔黏膜破溃、出血、疼痛、麻木。

(5)既往有无拔牙史。

(6)有无局部肿胀疼痛和牙痛史,有无全身发热症状。

(7)是否有鼻咽部疾病。

(8)是否有呼吸系统疾病。

(9)是否有消化系统疾病。

(10)是否有糖尿病、肾病。

(11)是否服用过与气味类似的物品。

2.可能的诊断[(1)~(10)为口腔疾病]

(1)龋病。

(2)牙龈炎。

(3)坏死溃疡性龈炎。

(4)牙周炎(牙周脓肿)。

(5)颌骨骨髓炎。

(6)智齿冠周炎。

(7)干槽症。

(8)球菌性口炎。

(9)溃疡。

(10)天疱疮。

(11) 鼻咽部疾病。

(12) 呼吸系统疾病。

(13) 消化系统疾病。

(14) 糖尿病、肾病。

(15) 外源性异味。

九、口干 (助理不考)

口干

【疾病的询问点】

常规询问:口干的时间(持续还是一段一段的)、程度和变化。

可能的诊断和鉴别诊断:

1.颌面外科

(1)舍格伦综合征

①特点:口干、眼干、唾液腺肿大,常伴有类风湿性关节炎和红斑狼疮。

②询问点:是否伴有口干、眼干、唾液腺肿大？是否伴有类风湿性关节炎和红斑狼疮?

(2)放疗后

①特点:既往有肿瘤放疗史。

②询问点:是否有肿瘤放疗史?

(3)生理性

①特点:呈渐进性,年龄偏大。

②询问点:无(问过时间了)。

2.口腔黏膜病

(1)营养性的口炎

①特点:存在营养不良性的口炎、口角炎、唇炎。

②询问点:是否存在营养不良性的口炎、口角炎、唇炎?

(2)念珠菌性口炎

①特点:儿童和年老体弱的老人多发、大量服用抗生素、戴义齿的人好发。

②询问点:是否有大量服用抗生素、戴义齿的情况?

3.糖尿病

①特点:吃得多、喝得多、尿得多、体重下降。

②询问点:是否有糖尿病?

4.药物性的口干

①特点:服用了抗抑郁药、抗组胺药、抗高血压药和利尿药等引起口干。

②询问点:是否服用了导致口干的药物?

5.癔症

①特点:生理上没有任何口干症状。

②询问点:是否有精神衰弱情况的存在?

实战演练

口干三个月

1.病史采集要点

(1)询问口干的症状、特点:口干的时间、程度。

(2)是否伴有眼部等其他部位干燥。

(3)有无服用能够引起口干的药物。

(4)有无风湿性关节炎、红斑狼疮等自身免疫性疾病。

(5)是否有放疗病史。

(6)是否有大量服用抗生素或长期戴义齿的情况。

(7)是否存在营养不良的情况。

(8)有无有糖尿病。

(9)是否服用了导致口干的药物,如像抗抑郁药、抗组胺药、抗高血压药和利尿药。

2.可能的诊断

(1)舍格伦综合征。

(2)放疗后。

(3)生理性。

(4)营养性的口炎。

(5)念珠菌性口炎。

(6)糖尿病。

(7)药物性的口干。

(8)癔症。

十、颌面部肿痛

颌面部肿痛

【疾病的询问点】

常规询问:肿痛的时间、部位、性质、程度和伴发症状。

可能的诊断和鉴别诊断:

1.牙体牙髓

根尖脓肿

①特点:有牙痛史、牙齿松动、全身发热。

②询问点:是否有牙痛史、牙齿松动、全身发热?

2.牙周病

牙周脓肿

①特点:有牙龈出血溢脓史、牙齿松动移位、局部肿胀明显。

②询问点:有无牙龈出血溢脓史、牙齿松动移位、局部肿胀明显?

3.颌面外科

(1)智齿冠周炎

①特点:有牙痛史、面部肿痛、全身发热、冠周牙龈红肿、张口受限。

②询问点:是否有牙痛史、面部肿痛、全身发热、冠周牙龈红肿、张口受限?

(2)颌骨骨髓炎

①特点:有牙痛史、面部肿痛、全身发热。

②询问点:是否有牙痛史、面部肿痛、全身发热?

(3)外伤

①特点:有外伤史。

②询问点:是否有外伤史?

(4)肿瘤和囊肿

①特点:面部肿胀、畸形,肿瘤有家族聚集性。

②询问点:是否伴有面部肿胀、畸形,肿瘤是否有家族聚集性?

(5)口腔颌面部间隙感染

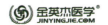

①特点:多为继发感染,伴全身症状
②询问点:有无全身症状

实战演练

男,8岁。
主诉:左面部弥漫性肿胀8年。

1.病史采集要点
(1)是否出生时就有?
(2)有无消长史?
(3)是否伴红、肿、热、痛?
(4)什么年龄段变化迅速?
(5)有无治疗史?
(6)是否患有其他疾病及家族中有无类似病人?

2.可能的诊断
(1)左面部先天性淋巴管(或淋巴血管)畸形
(2)左面部先天性血管畸形
(3)血管神经性水肿
(4)左面部神经纤维瘤

十一、张口受限(助理不考)

【疾病的询问点】
常规询问:张口受限的时间(一直这样还是好一段时间坏一段时间)、程度和伴随症状。
可能的诊断和鉴别诊断:

1.颌面外科
(1)颞下颌关节紊乱
①特点:精神紧张、开口疼痛、弹响、下颌运动异常。
②询问点:是否存在精神紧张、开口疼痛、弹响、下颌运动异常?
(2)颞下颌关节强直
①特点:开口受限、小颌畸形或面部畸形(外伤感染史)。
②询问点:是否存在小颌畸形或面部畸形(外伤感染史)?
(3)口腔颌面部间隙感染
①特点:发热、肿胀疼痛,局部有压痛。
②询问点:是否伴有发热、肿胀疼痛,局部有压痛?
(4)智齿冠周炎
①特点:牙齿疼痛、局部肿胀疼痛、冠周红肿有脓、全身发热。
②询问点:是否伴有牙齿疼痛、局部肿胀疼痛、冠周红肿有脓、全身发热?
(5)肿瘤
①特点:面深部肿物早期不易发现,需CT检查或活检。
②询问点:有无家庭聚集性?
(6)外伤
①特点:有外伤史、面部畸形。

张口受限

②询问点：是否有外伤史，是否伴有面部畸形？

（7）癔症

①特点：生理上无任何问题。

②询问点：是否有精神方面的问题？

实战演练

张口受限一个月

1.病史采集要点

（1）张口受限的时间（突然还是逐渐）、张口受限程度、张口型、放射片。

（2）是否伴有疼痛、弹响（弹响时间）。

（3）是否伴有肿胀、畸形。

（4）是否有外伤史。

（5）是否有牙痛史、冠周牙龈红肿以及全身发热的情况。

（6）是否存在精神紧张。

（7）是否有精神性疾病（癔症）。

（8）家人是否存在上述情况（考虑肿瘤）。

2.可能的诊断

（1）颞下颌关节紊乱。

（2）颞下颌关节强直。

（3）口腔颌面部间隙感染。

（4）智齿冠周炎。

（5）特殊区域的肿瘤。

（6）损伤。

（7）癔症。

十二、修复后疼痛和固位不良

修复后疼痛
和固位不良

【疾病的询问点】

常规询问：修复类型，疼痛的时间、部位、性质、程度和诱因。

可能的诊断和鉴别诊断：

（一）固定义齿修复后疼痛

1.过敏性疼痛

（1）戴入或粘结时疼痛：多为基牙预备过多，机械摩擦和游离磷酸刺激。

（2）粘固后近期疼痛：多为基牙预备过多。

（3）戴入一段时间后疼痛：

①基牙继发龋。

②牙周创伤。

③固位不良，松动。

④粘结剂溶解。

2.咬合痛

（1）固定桥粘固后短期出现咬合痛：有𬌗创伤。

（2）固定桥使用一段时间后出现咬合痛：

①创伤性根尖炎。

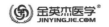

②创伤性牙周炎。

③牙髓炎。

④根尖周炎。

⑤牙周炎。

⑥异种金属电流。

3.黏膜痛

(1)龈缘下残留粘结剂。

(2)冠边缘过长:牙龈发白。

(3)固位体和桥体轴面外形恢复不良。

(4)邻接不良。

(5)桥体龈端位置过高或过低。

(6)口腔卫生差。

(二)可摘局部义齿修复后疼痛

1.基牙痛

短时间:

(1)咬合早接触。

(2)卡环过紧或人工牙与基牙接触过紧。

(3)基牙负担过重。

(4)基牙预备造成牙本质过敏。

长时间:

(1)牙髓炎。

(2)牙周炎。

(3)根尖炎。

2.软组织痛

(1)基托边缘过长、过锐。

(2)硬区缓冲不足。

(3)咬合压力过于集中。

(4)义齿不稳定。

(5)卡环臂位置过低刺激牙龈。

(三)全口义齿修复后疼痛

1.组织面问题:

(1)骨尖、骨隆突,硬区未缓冲。

(2)组织有倒凹。

2.基托边缘过长。

3.𬌗力分布不均匀,咬合力集中,导致黏膜压痛。

4.义齿不稳定:口内形成多处压痛点和破溃处。

5.垂直距离过高:面部肌肉酸痛,牙槽嵴普遍压痛。

(四)口腔修复学义齿固位不良

1.局部义齿

卡环设计问题(弹跳、摆动、基牙固位差)。

2.全口义齿

(1)休息。

第四考站

(2)张口。

(3)吃饭。

实战演练

实战演练

(一)固定修复后基牙冷热敏感疼痛一周

1.病史采集要点

(1)疼痛的部位、性质、程度和诱因(冷热酸甜)。

(2)是否有牙周创伤。

(3)是否存在固位不良、修复体松动。

(4)是否出现修复体边缘有缝的情况。

2.可能的诊断

(1)戴入或粘结时疼痛:多为基牙预备过多、机械摩擦和游离磷酸刺激。

(2)粘固后近期疼痛:多为基牙预备过多。

(3)戴入一段时间后疼痛:

①基牙继发龋。

②牙周创伤。

③固位不良,松动。

④粘结剂溶解。

(二)固定修复后咬合痛一年

1.病史采集要点

(1)疼痛的时间、部位、性质、程度和诱因。

(2)是否存在咬合高的情况。

(3)是否出现牙龈出血溢脓、牙龈退缩的情况。

(4)是否出现牙齿松动、牙龈肿胀、全身发热的情况。

2.可能的诊断

(1)固定桥粘固后短期出现咬合痛:有牙合创伤。

(2)固定桥使用一段时间后出现咬合痛:

①创伤性根尖炎。

②创伤性牙周炎。

(三)固定修复后自发性疼痛3天

1.病史采集要点

(1)疼痛的时间、部位、性质、程度和诱因。

(2)是否有阵发性疼痛。

(3)疼痛是否能够定位。

(4)是否有夜间疼痛。

(5)是否有咬合疼痛。

(6)是否有牙龈出血溢脓、牙齿松动移位的情况。

(7)两个对颌牙是否为金属材料修复。

2.可能的诊断

(1)牙髓炎。

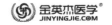

(2) 根尖周炎。

(3) 牙周炎。

(4) 异种金属电流。

(四) 固定义齿修复后黏膜疼痛一周

1.病史采集要点

(1) 疼痛的时间、部位、性质、程度。

(2) 是否龈沟处可见粘结剂。

(3) 冠周黏膜是否发白。

(4) 冠的外形是否存在形态不良的情况。

(5) 是否存在塞牙的情况。

(6) 固定桥中间的部分是否存在塞牙和牙龈发白的情况。

(7) 口腔卫生是否存在不良。

2.可能的诊断

(1) 龈缘下残留粘结剂。

(2) 冠边缘过长:牙龈发白。

(3) 固位体和桥体轴面外形恢复不良。

(4) 邻接不良。

(5) 桥体龈端位置过高或过低。

(6) 口腔卫生差。

(五) 可摘义齿戴入后3天基牙痛

1.病史采集要点

(1) 疼痛的时间、部位、性质、程度。

(2) 是否存在咬合高的问题。

(3) 是否存在卡环过紧导致牙胀的问题。

(4) 是否存在偏好使用剩余牙齿的问题。

(5) 疼痛是否处于摘戴时。

2.可能的诊断

(1) 咬合早接触。

(2) 卡环过紧或人工牙与基牙接触过紧。

(3) 基牙负担过重。

(4) 基牙预备造成牙本质过敏。

(六) 可摘义齿戴入后一年基牙痛

1.病史采集要点

(1) 疼痛的时间、部位、性质、程度。

(2) 是否存在自发性、阵发性疼痛。

(3) 是否存在夜间痛。

(4) 疼痛是否能定位。

(5) 是否存在冷热刺激疼痛。

(6) 是否存在牙龈出血溢脓、牙齿松动移位的情况。

(7) 是否存在牙齿咬合疼痛。

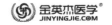

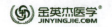

2.可能的诊断

(1)牙髓炎。

(2)牙周炎。

(3)根尖炎。

(七)义齿戴入后软组织痛

1.病史采集要点

(1)疼痛的时间、部位、性质、程度。

(2)是否位于义齿边缘。

(3)疼痛区是否有溃疡存在。

(4)是否疼痛出现于咀嚼食物时。

(5)是否有疼痛位于卡环对应的龈缘处。

(6)是否存在满口黏膜疼痛。

(7)是否存在面部变长。

2.可能的诊断

(1)基托边缘过长、过锐。

(2)硬区缓冲不足。

(3)咬合压力过于集中。

(4)义齿不稳定。

(5)卡环臂位置过低刺激牙龈(局部义齿)。

(6)垂直距离过高:面部肌肉酸痛,牙槽嵴普遍压痛(全口义齿)。

(八)义齿戴入后脱落

1.病史采集要点

(1)制作的是什么义齿,局部的还是全口的。

(2)何时脱落?是根本戴不住,还是张口脱落或吃饭时候脱落?

(3)是否伴有黏膜的破溃红肿。

(4)是否存在不能完全就位的问题。

2.可能的诊断

(1)局部义齿

卡环设计问题(弹跳、摆动、基牙固位差)。

(2)全口义齿

①休息:固位不良,印模不精确或制作时变形。

②张口:基托边缘过长,常伴有黏膜转折处溃疡,或是基托过厚。

③吃饭:咬合不稳定,常伴有大面积牙槽嵴压痛。

十三、牙龈肿痛

【疾病的询问点】

常规询问:牙齿肿痛的时间、部位、性质、程度和诱因。

可能的诊断和鉴别诊断:

1.牙体牙髓

根尖脓肿

①特点:有牙痛史或牙齿治疗史、不敢咬合、牙齿松动、有时伴有全身发热。

牙龈肿痛

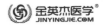

②询问点:是否伴有牙痛史或牙齿治疗史、不敢咬合、牙齿松动、有时伴有全身发热?

2.牙周病

(1)慢性龈炎

①特点:有牙龈反复肿痛史,牙龈出血。

②询问点:是否有牙龈反复肿痛史,牙龈出血?

(2)青春期龈炎

①特点:处于青春期,有牙龈反复肿痛史,牙龈出血明显。

②询问点:是否处于青春期,是否有牙龈反复肿痛史,牙龈出血明显?

(3)妊娠期龈炎

①特点:处于妊娠期,有牙龈反复肿痛史,牙龈出血明显。

②询问点:是否处于妊娠期,是否有牙龈反复肿痛史,牙龈出血明显?

(4)药物性牙龈增生

①特点:有高血压、癫痫和肾移植的情况,牙龈肿胀。

②询问点:是否有高血压、癫痫和肾移植的情况?

(5)白血病性龈病损

①特点:牙龈发白,出血不易止住,有白血病。

②询问点:是否存在牙龈发白,出血不易止住,有白血病?

(6)遗传纤维瘤病

①特点:牙龈肿胀明显,有家族聚集性。

②询问点:是否有家族聚集性?

(7)牙周炎

①特点:牙齿松动移位、牙龈出血溢脓。

②询问点:是否有牙齿松动移位、牙龈出血溢脓的情况?

(8)牙周脓肿

①特点:牙龈肿胀、跳痛,触诊可有波动感。

②询问点:是否存在牙龈肿胀、跳痛,触诊有波动感?

(9)牙周-牙髓联合病变

①特点:既有牙龈肿痛,又有牙齿疼痛,或疼痛病史。

②询问点:是否存在牙齿的疼痛或疼痛病史?

3.颌面外科

(1)智齿冠周炎

①特点:面部肿胀疼痛、张口受限、全身发热。

②询问点:是否存在面部肿胀疼痛、张口受限、全身发热?

(2)外伤

①特点:有外伤史。

②询问点:是否有外伤史?

(3)肿瘤

①特点:有一定的家族聚集性。

②询问点:是否有家族聚集性?

实战演练

牙龈肿痛一周

1.病史采集要点

(1)肿痛的时间(长时间还是突然)、部位(局部还是全口)、程度(肿大的大小、疼痛的程度)。

(2)是否伴有出血(出血性质)、溢脓。

(3)有无既往牙周治疗史、牙体治疗史。

(4)有无面部肿胀畸形、张口受限和全身发热。

(5)有无牙齿的疼痛。

(6)有无妊娠。

(7)有无癫痫病史、器官移植史。

(8)有无家族性病变。

(9)有无外伤史。

2.可能的诊断

(1)根尖脓肿。

(2)慢性龈炎。

(3)青春期龈炎(年龄处于青春期)。

(4)妊娠期龈炎。

(5)药物性牙龈增生。

(6)白血病性龈病损。

(7)遗传纤维瘤病。

(8)牙周炎。

(9)牙周脓肿。

(10)牙周-牙髓联合病变。

(11)智齿冠周炎。

(12)外伤。

(13)肿瘤。

十四、颌面部包块

颌面部包块

【疾病的询问点】

常规询问:包块的时间、部位、性质、程度、伴发症状

可能的诊断和鉴别诊断:

(1)鳃裂囊肿

①特点:大多出生就有、反复发作、病程进展缓慢

②询问点:是否出生时就有、是否反复发作、发展迅速还是缓慢?

(2)甲状舌管囊肿

①特点:随吞咽上下移动,长在颈部中线

②询问点:是否随吞咽上下移动,生长部位在中线还是旁侧?

(3)淋巴结炎

①特点:包块突然发作,并且伴有明显全身反应

②询问点:包块是否突然发作、伴不伴有全身症状?

(4)恶性淋巴瘤

①特点:包块突然发生,伴有低热,局部红肿热痛症状不明显,包块进展较快

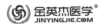

②询问点:包块是否突然发生、是否伴有全身低热症状、包块是否伴有红肿热痛、进展速度快还是慢?

(5)沃辛瘤

①特点:腮腺后下极、生长缓慢,消长史

②询问点:生长部位,包块生长迅速还是缓慢,是否时大时小?

实战演练

面部包块半年

1.病史采集要点

(1)包块出现的时间以及发展过程。

(2)包块出现的部位、是否多发及有无消长史

(3)是否伴有全身症状,如低热,或者全身炎症反应

(4)包块是否活动,是否与周围组织的粘连。

(5)包块是否伴有疼痛,疼痛的是持续性钝痛还是锐痛还是碰触痛。

(6)包块的质地及表面皮肤是否伴有紧绷感,是否伴有皮肤瘙痒和颜色有无改变等。

(7)包块是否造成其他的功能障碍,如开口受限、吞咽困难等

2.可能的诊断

(1)鳃裂囊肿

(2)淋巴结炎

(3)恶性淋巴瘤

(4)沃辛瘤

(5)皮脂腺囊肿

(6)恶性肿瘤

第四考站

第五考站

病例分析

考纲要求	第五考站　病例分析
考试实施方法	病例分析考试方法主要采取口试或部分笔试。对不同病种的病例提出诊断、鉴别诊断及其依据和治疗设计
注意事项	病例分析主要围绕考试大纲，系统全面地复习口腔常见病、多发病

学习指导

　　病例分析这部分是重中之重，在这之中，诊断又是更加重要的一环，诊断错了，别的就无从谈起了，所以尽可能地把诊断标准弄明白就成为了关键；后面的鉴别诊断，理解记忆；治疗是需要背下来的。

病例分析

　　病例分析是口腔执业医师考试第五考站的重要内容，也是历年考试中考生普遍反映难度最大的部分。它对考核口腔医师的基本执业能力，能否顺利通过考试起着举足轻重的作用。其实，这部分内容对考生的要求相对是最低的，也是最容易得分的部分。

病例分析要点

病例分析要点

(一) 基本要求

　　1.熟记基本套路：诊断、诊断依据、鉴别诊断、治疗。

　　2.熟记基本病名和疾病的扩展分类名，这是成败的关键，一成则基本全成，一失则基本全失。

(二) 特别注意事项

1.诊断要点(关键所在)

　　(1)**诊断必须完整**，主次有序，如1根尖周炎、2牙龈炎。

　　(2)**诊断要有部位**，如上下颌，某牙位。

　　(3)**诊断名词及书写要规范**，如梅毒黏膜斑(二期梅毒)。

2.诊断依据要点(基本不丢分)

　　(1)分写诊断、诊断依据，如三个诊断要分别写，每个诊断的依据可以稍重叠。

　　(2)每个诊断的诊断依据一定要分条列举，切忌长篇大论，注意年龄、性别对于某些病很重要。

3.鉴别诊断

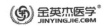

（1）围绕所诊断疾病的部位及特征写出最相关或最易误诊的疾病,包括已能排除和未能完全排除的病变,一般要 3~4 种。注:写自己最熟知的疾病,不怕简单。

（2）简要说明需要鉴别的原因和可以初步排除的理由。

4.治疗设计要点

（1）要求根据初步诊断及病情,制订出有针对性的治疗方案。

（2）重点写治疗原则,不必写具体治疗方法,注意要有主次。

（3）注意不要忘记支持治疗及一些预防复发、健康教育等项目。

5.辅助检查

如果不能明确诊断,仍需辅助检查的可申请辅助检查,一般不用,题目会给出辅助检查的种类。（了解）

（1）X 线片检查:X 线片检查是口腔科的一项不可缺少的辅助检查方法。

①龋病:主要用于确定邻面龋、隐匿性龋、龈缘下龋及是否已做过牙髓治疗等,主要采用标准片（牙片）。

②牙周病:用于观察牙槽骨是否吸收和吸收类型,龈下牙石、硬骨板及牙槽嵴顶骨密度变化等。主要采用标准片,也可采用曲面断层全景片（口腔全景片）。

③牙髓病和根尖周病:用于观察髓石、牙内吸收、畸形舌侧窝等,也可用来观察根尖区是否有肉芽肿、囊肿、脓肿以及髓室外形是否改变等,主要采用根尖片。

④颌下腺导管结石:采用咬合片。

⑤口腔颌面外科病:颌骨炎症、肿瘤、囊肿、埋伏牙、阻生牙等,可采用标准片、咬合片、各种口外片及口腔全景片。

【注意点】在口腔疾病的诊断治疗中,X 线片检查不是唯一诊断依据,实践中应将其与临床其他检查及辅助检查结合起来进行疾病判断,避免误诊、漏诊。

（2）活体组织检查:在口腔疾病检查时,采集口腔内的活体组织进行检查相对比较方便,因此采用该项检查方法的机会较多,而且多数情况下能为诊断疾病提供比较可靠的诊断依据,是一种最有价值的辅助诊断方法。其适应证如下:

①疑为口腔肿瘤的肿块,通过活体组织检查确定其性质和恶性程度。

②临床检查无法确诊或怀疑为癌前病变的口腔黏膜病。

③长期不愈合或去除可能致病因素后仍不愈合的溃疡。

④一切手术后的组织标本以确定诊断。

⑤怀疑为特殊感染,如真菌感染、结核病、梅毒、放线菌病等。

⑥原因难以确定的窦道排出物及部分窦道壁。

【注意点】活体组织检查是一种创伤性的诊断方法,伤口大时容易继发感染,有时还容易造成意想不到的并发症,因此必须严格掌握其适应证。

（3）B 型超声波检查:B 超是临床上应用非常广泛的无创性检查方法,但由于探头构造及颌面组织的复杂性,目前 B 超在口腔科主要用于颌面部肿块的检查,尤其是涎腺内如腮腺、颌下腺内的占位性病变检查。它对判断肿块的性质是否为囊性、实质性或混合性具有很大帮助,而且该方法无损伤、无痛苦,易被患者接受。

【注意点】B 超的诊断价值有一定局限,它一般只能显示肿块的影像学特征,不能对组织做出病理学或功能性判断。

（4）碘油造影:该方法主要用于确定涎腺疾病、肿瘤、头颈部血管瘤等病变的部位、性质、范围,判断其与邻近组织的关系,为诊断治疗提供有意义的依据。

【注意点】碘油造影一般通过血液循环显像,对血管丰富的部位或需要判断血管形态时才选用该项检查。由于碘油造影剂对某些人可引起呼吸抑制等严重情况,所以对造影剂过敏者禁用。

（5）实验室检查:包括血常规、尿常规、肝功能、肾功能、血糖、出凝血情况等检测。主要用于需住院手术患者的常规检查,怀疑口腔疾病可能与全身系统疾病有关,了解患者出凝血时间,做好强化止血措施的准备等,如牙龈出血怀疑白血病引起,牙周炎需要手术治疗者。

一、龋病

龋病

（一）浅龋(无疼痛反应,有色改变,有质改变)

【诊断依据】

主要症状	浅龋位于釉质或牙骨质内,**患者一般对外界刺激无主观症状**
口腔一般检查	牙冠部的浅龋又可分为窝沟龋和平滑面龋
探诊	用探针检查时有粗糙感或能钩住探针尖端
温度刺激试验	正常
X线片检查	最常使用的常规诊断方法,X线片有利于发现隐蔽部位的龋损

【治疗设计】

原则:去净龋坏组织、保护牙体、保护牙髓。

方法:

1.保守疗法

（1）药物疗法:适用于早期釉质龋,位于牙齿的光滑面,尚未形成龋洞者;釉质发育不良继发的广泛浅龋,制洞困难者。

（2）再矿化疗法:对已经脱矿而硬度下降的早期釉质龋,用特配药物处理使重新沉积钙盐,进行再矿化,恢复硬度,从而消除龋病。

2.充填治疗

适用于已形成龋洞者,可采用树脂、银汞合金、玻璃离子等材料。

【鉴别诊断】

疾病名称	鉴别点
浅龋	探诊粗糙、刺激无反应、温度测试正常、有好发部位
釉质发育不全	呈对称性、探诊表面光滑
氟牙症	有高氟地区生活史
中龋	冷热酸甜刺激入洞疼痛,温度测试正常,位于牙本质浅层
深龋	冷热酸甜刺激入洞疼痛,温度测试正常,位于牙本质深层

病例分析

【病历摘要】

1.患者,男,27岁。

2.主诉:右上前牙有黑点3个月余。

3.现病史:3个月前刷牙时发现上前牙两牙间有黑点,但无任何不适。

4.口腔检查:视诊见2| 近中面有褐色斑块,探针探查探到粗糙面,但无龋洞。

5.X线片:牙面表浅处有透射影像。

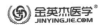

【答题要点】

1.诊断: 2|邻面浅龋。

2.诊断依据:

(1)男,27岁,右上前牙有黑点3个月余,无任何不适。

(2)视诊见 2|近中面有褐色斑块,探针探查探到粗糙面,但无龋洞。

(3)X线片: 2|牙面表浅处有透射影像。

3.鉴别诊断:

(1)牙釉质发育不全:常对称发生,探查时质地硬而光滑。

(2)氟斑牙:白垩色,对称分布,质地较硬,可累及整个牙冠,有氟地生活史。

(3)中龋:冷热酸甜刺激入洞疼痛。

4.治疗设计原则:去净龋坏组织、保护牙体、保护牙髓。

(1)药物疗法。

(2)再矿化疗法。

(3)充填治疗。

实战演练

患者,女,36岁。1个月前发现上前牙有黑点,无任何不适。检查 1|远中邻面有一黑点,表面粗糙,叩诊(-),探诊(-),冷,未探及明显龋洞。全口牙龈红肿,有刷牙出血史,探诊出血,无附着丧失。X线片显示 1|邻面有透射区。

【答题要点】

1.诊断:

(1)主诉疾病: 1|邻面浅龋。

(2)非主诉疾病:慢性龈炎。

2.主诉疾病的诊断依据:

(1) 1|远中邻面有一黑点,表面粗糙。

(2)叩诊(-),探诊(-),冷测正常,未探及明显龋洞。

(3)X线片显示 1|邻面有透射区。

3.非主诉疾病的诊断依据:

(1)全口牙龈红肿,有刷牙出血史。

(2)探诊出血,无附着丧失。

4.主诉疾病的鉴别诊断:

(1)牙釉质发育不全:常对称发生,探查时质地硬而光滑。

(2)氟斑牙:白垩色,对称分布,质地较硬,可累及整个牙冠,有氟地生活史。

(3)中龋:冷热酸甜刺激入洞疼痛。

5.主诉疾病的治疗原则:

(1)药物疗法。

(2)再矿化疗法。

(3)充填治疗。

6.全口其他疾病的治疗设计:

(1)口腔卫生宣教。

(2)全口牙洁治。

第五考站

（3）冲洗上药。

（二）中龋（冷热酸甜入洞疼，去除停止）

【诊断依据】特征性：入洞疼，去除止，不持续，位于牙本质浅层，X线片未近髓。

主要症状	外界刺激入洞后疼痛，出洞后立即缓解
口腔一般检查	形成龋洞
探诊	可探入，有酸痛
温度刺激试验	正常
X线片检查	离髓腔较远，位于牙本质层
组织病理	牙本质浅层

【治疗设计】
原则：去净龋坏组织、保护牙体、保护牙髓。
方法：充填治疗。

【鉴别诊断】

疾病名称	鉴别点
浅龋	探诊粗糙、刺激无反应、温度测试正常、有好发部位
中龋	冷热酸甜刺激入洞疼痛、温度测试正常，位于牙本质浅层
深龋	冷热酸甜刺激入洞疼痛、温度测试正常，位于牙本质深层
急性牙髓炎	自发性、阵发性疼痛、夜间痛、冷热刺激疼痛，疼痛不定位
根尖炎	咬物疼痛、温度测试无反应
三叉神经痛	有扳机点

病例分析

【病历摘要】

1.患者，女，30岁。

2.主诉：右上后牙进食后酸痛1个月余。

3.现病史：1个月前进食甜、酸、过冷或过热饮食时，右上后牙出现酸痛，停止进食酸痛即刻消失，无自发痛。

4.口腔检查：6|拾面中央窝可见一龋洞，探针探查洞底有酸痛感，停止探诊酸痛即刻消失，未探及穿髓孔。

5.X线片：龋洞透射影像底部距牙髓腔较远。

【答题要点】
1.诊断：6|拾面中龋。
2.诊断依据：
（1）女，30岁，右上后牙进食后酸痛1个月余。
（2）1个月前进食甜、酸、过冷或过热饮食时，右上后牙出现酸痛，停止进食酸痛即刻消失，无自发痛。
（3）X线片：龋洞透射影像底部距牙髓腔较远。

3.鉴别诊断:

(1)深龋:疼痛较中龋重,龋洞透射影像底部距牙髓腔较近,位于牙本质深层。

(2)急性牙髓炎:有自发剧痛、放射痛,温度刺激可使疼痛加剧,且刺激去除后疼痛仍持续较长时间,探诊可探及穿髓点,X线片显示龋洞透射影像底部已与牙髓腔相通。

(3)三叉神经痛:有扳机点,无冷热疼痛、夜间痛。

(4)可复性牙髓炎:温度测试冷热刺激一过性敏感。

4.治疗设计原则:去净龋坏组织、保护牙体、保护牙髓中龋必须用充填法进行治疗。

实战演练

患者,男,25岁。主诉:右上后牙冷热不适1周余。检查:7|窝沟深染,可探入,稍敏感,质软,深达牙本质浅层。冷热测同对照牙,冷水入洞敏感,叩痛(−),松(−)。牙龈红肿,探诊出血,无附着丧失,无牙松动。X线片显示透射区离髓腔较远。

【答题要点】

1.诊断:

(1)主诉疾病:7|中龋。

(2)非主诉疾病:慢性龈炎。

2.主诉疾病的诊断依据:

(1)右上后牙冷热不适1周余。

(2)7|窝沟深染,可探入,稍敏感,质软,深达牙本质浅层。

(3)冷热测同对照牙,冷水入洞稍敏,叩痛(−),松(−)。

(4)X线片显示透射区离髓腔较远。

3.非主诉疾病的诊断依据:

(1)牙龈红肿,探诊出血。

(2)无附着丧失,无牙松动。

4.主诉疾病的鉴别诊断:

(1)深龋:疼痛较中龋重,龋洞透射影像底部距牙髓腔较近,位于牙本质深层。

(2)急性牙髓炎:有自发剧痛、放射痛,温度刺激可使疼痛加剧,且刺激去除后疼痛仍持续较长时间,探诊可探及穿髓点,X线片显示龋洞透射影像底部已与牙髓腔相通。

(3)三叉神经痛:有扳机点,无冷热疼痛、夜间痛。

(4)可复性牙髓炎:温度测试冷热刺激一过性敏感。

5.主诉疾病的治疗原则:去净龋坏组织,保护牙体,保护牙髓

7|充填治疗。

6.全口其他疾病的治疗设计:

(1)口腔卫生宣教。

(2)全口牙洁治。

(3)冲洗上药。

(三)深龋(冷热酸甜入洞疼,去除停止)

【诊断依据】特征性:入洞疼,去除止,不持续,位于牙本质中深层,X线片近髓。

| 主要症状 | 外界刺激入洞后疼痛,出洞后立即缓解,疼痛较中龋剧烈,可有食物嵌塞痛 |

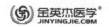
口腔一般检查	形成龋洞
探诊	可探入,有酸痛,较中龋剧烈
温度刺激试验	正常
X线片检查	离髓腔较近,位于牙本质中深层
组织病理	牙本质中深层

【治疗设计】

原则:去净龋坏组织、保护牙体、保护牙髓。

方法:深龋近髓,应采取保护牙髓措施,再进行充填术。对深龋治疗方法的选择,主要考虑患者有无明显的主观症状和洞底软龋是否能够去净。

深龋	能去净,不敏感	双层垫底充填
	去腐敏感,可去净	安抚1~2周,没症状,垫底充填
	不可去净,不敏感	急性龋:间接盖髓,3个月后,如无症状垫底充填
		慢性龋:间接盖髓,3个月后再去,出现上述,继续,如无症状垫底充填
	又去不净、又疼	先安抚,不疼再去,去不净再盖髓

【鉴别诊断】

疾病名称	鉴别点
浅龋	探诊粗糙、刺激无反应、温度测试正常、有好发部位
中龋	冷热酸甜刺激入洞疼痛,温度测试正常,位于牙本质浅层
深龋	冷热酸甜刺激入洞疼痛,温度测试正常,位于牙本质中深层
急性牙髓炎	自发性、阵发性疼痛,夜间痛,冷热刺激疼痛,疼痛不定位
根尖炎	咬物疼痛、温度测试无反应
三叉神经痛	有扳机点

病例分析

【病历摘要】

1.患者,女,43岁。

2.主诉:右上后牙进食时疼痛明显1周。

3.现病史:近1周来右上后牙疼痛,进食时更明显,无自发痛。

4.既往史:近2个月来右上后牙刷牙、进食、饮冷热水时酸痛,其他无异常。

5.口腔检查:7| 近中邻面牙体变色,探诊有深龋洞,探诊洞底酸痛明显,刺激消除疼痛消失,未探及穿髓孔。

6.X线片:龋洞透射影像未达髓腔。

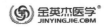

【答题要点】

1.诊断: 7| 近中邻面深龋。

2.诊断依据:

(1)女,43岁。近1周来右上后牙疼痛,进食时更明显,无自发痛。

(2)既往近2个月来右上后牙刷牙、进食、饮冷热水时酸痛,其他无异常。

(3)检查可见 7| 近中邻面牙体变色,探诊有深龋洞,探诊洞底酸痛明显,刺激消除疼痛消失,未探及穿髓孔。

(4)X线片:龋洞透射影像未达髓腔。

3.鉴别诊断:

(1)中龋:疼痛较轻,龋洞透射影像底部距牙髓腔较远。

(2)急性牙髓炎:有自发剧痛、放射痛,温度刺激可使疼痛加剧,且刺激去除后疼痛仍持续较长时间,探诊可探及穿髓点,X线片显示龋洞透射影像底部已与牙髓腔相通。

(3)三叉神经痛:有扳机点,无冷热疼痛、夜间痛。

(4)可复性牙髓炎:温度测试,冷热刺激一过性敏感。

4.治疗设计原则:去净龋坏组织、保护牙体、保护牙髓。

深龋治疗应特别注意判断清楚牙髓状态,既要去尽龋坏牙体组织,又要保证不伤害牙髓腔,具体方法有两种。

深龋	能去净,不敏感	双层垫底充填
	去腐敏感,可去净	安抚1~2周,没症状,垫底充填
	不可去净,不敏感	急性龋:间接盖髓,3个月后,如无症状垫底充填
		慢性龋:间接盖髓,3个月后再去,出现上述,继续,如无症状垫底充填
	又去不净、又疼	先安抚,不疼再去,去不净再盖髓

实战演练

男,24岁。

主诉:左上前牙遇冷水敏感3个月。

现病史:3个月来刷牙时左上前牙不敢用冷水,无自发痛及肿胀史。半年前相邻牙因外伤行根管治疗,未修复,平时无不适。

检查:左上2唇面颈部龋深,探诊敏感,冷测正常,叩痛(一),不松动,牙龈无异常。左上1冠折1/2,白色充填物完好,叩痛(一),不松动,牙龈无异常,X线示根充完善。左上8颊向倾斜,萌出不全。余牙未见明显异常。

1.诊断:

(1)主诉疾病:左上2唇面深龋

(2)非主诉疾病:

左上1牙体缺损

左上8颊向阻生

2.主诉疾病的诊断依据:

(1)上前牙遇冷水敏感3个月,无自发痛及肿胀史。

(2)左上2唇面颈部龋深,冷测正常,叩痛(-)。

3.主诉疾病的鉴别诊断:

(1)慢性牙髓炎:可有自发痛史。牙髓温度测异常,叩痛(±)。

(2)可复性牙髓炎:无自发痛史。冷测一过性敏感。

4.非主诉疾病的诊断依据:

(1)左上1冠折1/2,白色充填物完好,叩痛(-)。

X线片示:左上1根充恰填,无根尖周病变,无根折影像。

(2)左上8颊向阻生。

5.主诉疾病的治疗原则:

左上2唇侧复合树脂粘结修复。

6.全口其他疾病的治疗设计:

(1)左上1桩核冠修复。

桩核:纤维桩+树脂核或铸造金属桩核。

冠:金属烤瓷冠,全瓷冠

(2)左上8拔除。

(四)猖獗龋(猛性龋)

【诊断依据】急性龋中有一种类型,其病程进展很快,多数牙齿在短期内同时患龋,又称猛性龋,常见于颌面部及颈部接受放射治疗的患者。由于唾液缺乏或未注意口腔卫生,亦可能发生猛性龋。短期内多数牙齿发生龋坏,下前牙也受累。发展迅速,形成残根残冠。

【鉴别诊断】根据病史及病程,容易确诊。

【治疗设计】原则:去净龋坏组织、保护牙体、保护牙髓。

1.去除病因。去除睡前饮食习惯,睡前刷牙,保持口腔卫生。

2.全面设计治疗方案。治疗活动性龋,控制牙髓炎症,拔除有根尖周病变的残根残冠,保持间隙等。

3.提高抗龋力,局部用氟,恒牙萌出后窝沟封闭,再矿化辅助治疗(含漱或离子导入)。

4.预防宣教。

5.定期复查。

病例分析

【病历摘要】

1.患者,男,68岁。

2.主诉:全口多个牙有洞2个月,求补。

3.现病史:近2个月口腔内多个牙有洞,刷牙、进食、饮冷热水时酸痛。

4.既往史:半年前曾因"鼻咽癌"做过颌面颈部放射治疗。

5.口腔检查:全口牙齿牙颈部广泛环状浅到中龋,探诊酸痛,无自发痛。

【答题要点】

1.诊断:全口牙齿牙颈部广泛猖獗龋。

2.诊断依据:

(1)男,68岁。近2个月口腔内多个牙有洞,刷牙、进食、饮冷热水时酸痛。

(2)半年前曾因"鼻咽癌"做过颌面颈部放射治疗。

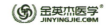

（3）全口牙齿牙颈部广泛环状浅到中龋,探诊酸痛,无自发痛。

3.治疗设计原则:**去净龋坏组织**、**保护牙体**、**保护牙髓**。

（1）全口患龋牙分期分批充填。

（2）定期复诊,以防继发龋产生。

实战演练

患者,女,59岁。近1个月来全口多个牙有洞,进食、饮冷热水时疼痛,无自发痛。半年前曾因"鼻咽癌"做过颌面颈部放射治疗。检查见全口牙颈部有龋坏,探诊(+),$\overline{56}$缺失。X线片可见根尖无明显异常。

【答题要点】

1.诊断:

（1）主诉疾病:全口牙齿牙颈部广泛猖獗龋。

（2）非主诉疾病:上颌牙列缺损。

2.主诉疾病的诊断依据:

（1）近1个月来全口多个牙有洞,进食、饮冷热水时疼痛,无自发痛。

（2）半年前曾因"鼻咽癌"做过颌面颈部放射治疗。

（3）全口牙颈部有龋坏,探诊(+)。

3.非主诉疾病的诊断依据:临床检查$\overline{56}$缺失。

4.主诉疾病的治疗原则:去净龋坏组织、保护牙体、保护牙髓

（1）全口患龋牙分期分批充填。

（2）定期复诊,以防继发龋产生。

5.全口其他疾病的治疗设计:

可摘局部义齿修复;$\overline{347}$做基牙固定义齿修复;种植修复。

二、牙本质敏感症(助理不考)

牙本质过敏

(冷热酸甜疼痛、最怕机械刺激)

牙本质敏感症,是指牙齿在遇外界刺激,如温度(冷热)、化学(酸甜)或机械(摩擦或食硬物)等所引起的异常酸痛感。**它不是一种独立的疾病,而是一组牙体疾病表现出的、共有的症状。**

【诊断依据】表现为激发痛,以机械刺激最为显著;其次为冷、酸、甜等,去除刺激后疼痛立即消失。**当用探针在牙面上寻找一个或数个敏感点或敏感区时,引起病人特殊的酸、软、痛等症状。**

【诊断】因磨损、酸蚀、楔状缺损、外伤等原因而导致的牙本质暴露,而修复性牙本质尚未形成,牙齿出现对温度、化学、机械等刺激后的特殊敏感症状,常与龋坏、牙髓炎等疾病同时发生。

【治疗设计】

1.药物脱敏治疗。

2.激光脱敏治疗。

3.治疗相应的牙体疾病,通过牙体充填或冠修复覆盖暴露的牙本质。

注:考试时候诊断牙本质过敏、重度磨耗、酸蚀症时一定要写牙本质过敏(具体病名)。

病例分析

【病历摘要】

1.患者,男,54岁,干部。

2.主诉:右上后牙咬合刺激痛1个月余。

3.现病史:1个月以来,右上后牙咬合时刺激痛明显,饮冷、热水时加剧,尚未感觉自发痛及夜间痛。

4.既往史:无特殊。

5.全身情况:无。

6.家族病史:无特殊。

7.检查:$\overline{76|}$牙重度磨耗,牙本质暴露,咬合面探痛明显,未见龋坏及牙体隐裂,牙髓活力测试正常,X线片显示牙周及根尖周未见明显异常。

【答题要点】

1.诊断:$\overline{76|}$牙本质敏感症(重度磨耗)。

2.诊断依据:

(1)1个月以来,右上后牙咬合时刺激痛明显,饮冷、热水时加剧。

(2)患者未感觉自发痛及夜间痛。

(3)无既往史、全身情况和家族病史。

(4)$\overline{76|}$牙重度磨耗,牙本质暴露,咬合面探痛明显,未见龋坏及牙体隐裂。

(5)牙髓活力测试正常。

(6)X线片显示牙周及根尖周未见明显异常。

3.治疗设计:

(1)药物脱敏治疗。

(2)激光脱敏治疗。

(3)考虑牙体充填治疗,必要时嵌体,全冠修复。

实战演练

女,48岁。

主诉:右下后牙进食时酸痛2周。

现病史:2周来右下后牙进食酸痛,有时对冷敏感,平时无明显不适。6个月前左下后牙做根管治疗,现无任何不适症状,复习病历,治疗前近中根尖病变5mm×6mm。

既往史:否认系统性疾病史。否认药物过敏史。

家族史:无特殊。

检查:右下6殆面远中探诊酸痛,刺激去除后酸痛立即消失,牙髓温度测验同对照牙,叩痛(-),不松动。右下7殆面窝沟发黑卡探针。右下6视诊见殆面不均匀,磨耗右下7x线示达牙本质浅层。左下5烤瓷冠修复体,形态、边缘和邻接关系正常。左下6远中殆面髓腔内暂封物,剩余牙体组织壁薄。叩痛(-),不松动,扪诊无异常,远中PD7mm。左下5x片示根充完善,左下6x线片见根充少量超填。左侧上下颌78缺失,剩余牙槽嵴有中度吸收,下颌前牙牙龈缘距舌系带约6mm。全口牙石(+),余未见异常。

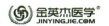

1.诊断：

(1)主诉疾病

右下6粭面牙本质敏感症,重度磨损

右下7中龋

(2)非主诉疾病：

左下6牙体缺损、慢性牙周炎

上下颌牙列缺损

2.主诉疾病的诊断依据：

(1)病史:右下后牙进食酸痛,有时冷敏感。平时无明显不适。

(2)检查:牙本质暴露,探诊酸痛,刺激去除后酸痛立即消失。右下7窝沟发黑,卡探针。

(3)示右下6的粭面不均匀磨耗。右下7x显示达牙本质浅层。

3.主诉疾病的鉴别诊断：

(1)右下6与浅龋鉴别:牙本质暴露处为牙本质色,探诊酸痛,刺激去除后酸痛立即消失。

(2)右下7与深龋鉴别:龋深应及牙本质中层,可有冷、热食敏感的病史。

4.非主诉疾病的诊断依据：

(1)左下6暂封物,x线片见根充少量超填,近中根尖周膜间隙局部增宽;牙槽骨吸收,远中PD7mm。

(2)左上78和左下78缺失.

5.主诉疾病的治疗原则：

右下67粭面充填治疗。

6.全口其他疾病的治疗设计：

(1)左下6牙周治疗,桩核冠修复。

(2)左侧上下7不必修复

(3)全口牙周洁治,口腔卫生宣教

三、牙髓炎

牙髓炎

(一)急性牙髓炎

【诊断依据】临床表现为发病急,疼痛剧烈。主要是剧烈的疼痛且具有以下特点：

1.自发性和阵发性疼痛。

2.冷热刺激使疼痛加重,去除刺激疼痛不消失。

3.疼痛常不能定位。

4.疼痛常在夜间发作且较白天更剧烈。

5.温度测试:敏感。

【鉴别诊断】

1.龈乳头炎:有食物嵌塞于邻牙间或可询及食物嵌塞史,牙龈乳头红肿。

2.三叉神经痛:有"扳机点",触及该点即诱发疼痛;冷热刺激不引起疼痛。疼痛持续时间短。

3.急性上颌窦炎:有全身发热症状,鼻塞、眶下区扣痛,同侧磨牙可有叩痛。

4.慢性牙髓炎:既往有牙髓炎病史,有叩痛或咬物不适,患者一般可定位患牙。

5.深龋:入洞疼痛,去除疼痛消失,温度测试正常。

6.干槽症:为拔牙伤口感染。

【治疗设计】原则:保护牙体组织。

1.应急处理:开髓引流。

2.常规治疗:保存具有正常生理功能的牙髓或牙齿。

(1)年轻恒牙:根尖诱导成形术。

(2)普通恒牙:尽可能做根管治疗,如后牙牙根弯曲度过大或过于细小可采用塑化治疗或干髓术。

3.建议全冠修复。

病例分析

【病历摘要】

1.患者,男,44 岁。

2.主诉:左侧上颌牙剧烈疼痛 4 天。

3.现病史:4 天前自觉左侧上颌牙自发性、阵发性剧烈疼痛,并放射到左侧颞部,遇冷热刺激疼痛加剧,夜间尤甚。昨天开始出现跳痛,不能睡眠。口服索米痛片(去痛片)0.5 g,痛时服,效果不明显。

4.既往史:2 个月前左侧上颌牙遇冷热刺激疼痛,无自发痛。

5.口腔检查:颌面部无肿胀,张口无受限。 7| 远中邻舌面龋坏,探诊有深龋洞,探痛明显,有穿髓点。叩诊微痛,牙龈不红肿,牙齿不松动,无牙周炎,热刺激疼痛加剧,且刺激去除后疼痛持续较长时间。

【答题要点】

1.诊断: 7| 急性牙髓炎。

2.诊断依据:

(1)男,44 岁。4 天前自觉左侧下颌牙自发性、阵发性剧烈疼痛,并放射到左侧颞部,遇冷热刺激疼痛加剧,夜间尤甚。

(2)昨天开始出现跳痛,不能睡眠。口服索米痛片(去痛片)0.5 g,痛时服,效果不明显。

(3)既往 2 个月前左侧下颌牙遇冷热刺激疼痛,无自发痛。

(4)颌面部无肿胀,张口无受限。 7| 远中邻舌面龋坏,探诊有深龋洞,探痛明显,有穿髓点。

(5)叩诊微痛,牙龈不红肿,牙齿不松动,无牙周炎,热刺激疼痛加剧,且刺激去除后疼痛持续较长时间。

3.鉴别诊断:

(1)深龋:无自发痛,温度或机械刺激去除疼痛即刻消失。

(2)急性上颌窦炎:有全身发热症状,鼻塞、眶下区扣痛,同侧磨牙可有叩痛。

(3)三叉神经痛:为电击样痛,疼痛时间短,很少夜间痛。有"扳机点",一般无冷热刺激痛。

4.治疗设计原则:保护牙体组织。

(1)应急处理:开髓引流。

(2)常规根管治疗,如根管过于弯曲或细小可考虑塑化治疗或干髓治疗。

(3)建议全冠修复。

实战演练

女,10 岁。

主诉:右侧后牙自发痛 2 天。

现病史:近 2 天来右侧后牙自发痛,不能定位,有时头痛。口服消炎药不能缓解。

既往史:体弱,否认全身系统性疾病史。否认药物过敏史。

家族史:无特殊。

检查:右下 5 无龋坏,咬合面中心有一色深凹陷区,叩痛(±),不松动。冷测疼痛加重。牙龈略充血。余牙无异常。X 线片见根管口呈喇叭口状。上唇黏膜白色凝乳状伪膜,用力可擦去。

实验室检查:涂片检查可见菌丝孢子。

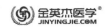

1.诊断:

(1)主诉疾病:

右下5急性牙髓炎

畸形中央尖折断

(2)非主诉疾病:鹅口疮

2.主诉疾病的诊断依据:

(1)右侧后牙自发痛病史。

(2)临床检查:无龋坏,咬合面中心有一色深凹陷区(畸形中央尖折断),叩痛(±),不松动。

(3)冷测疼痛加重。

(4)X线片示:根管口呈喇叭口状。

3.主诉疾病的鉴别诊断:

急性根尖周炎:病史,不能咬物临床叩痛明显。冷测迟钝或无反应。

4.非主诉疾病的诊断依据:

(1)上唇黏膜可见凝乳状白色伪膜,用力可擦去。

(2)涂片可见菌丝孢子。

5.主诉疾病的治疗原则:

(1)氢氧化钙根尖诱导成形术

(2)定期复查。

(3)牙根形成后根管治疗。

6.全口其他疾病的治疗设计:

(1)1%-2%碳酸氢钠溶液漱口。

(2)制霉菌素甘油涂擦

(二)慢性牙髓炎

【诊断依据】有较长期的遇冷热刺激痛史,有叩痛或咬合痛。

慢性牙髓炎分为三类(慢性溃疡性、慢性增生性、慢性闭锁性)和一个特殊类型(残髓炎)。

1.慢性溃疡性牙髓炎:有冷热刺激痛史,髓腔暴露,探痛明显,且出血。

2.慢性增生性牙髓炎:这型牙髓炎多发生于青少年的乳、恒磨牙龋洞穿髓孔较大者。牙髓腔穿通,但覆盖了息肉,探时一般不痛但易出血(牙髓息肉)。

3.慢性闭锁性牙髓炎:有冷热刺激痛史,髓腔不暴露。

4.残髓炎:既往有牙髓治疗史,确定性诊断需根管内探痛。

【鉴别诊断】

1.急性牙髓炎:自发性、阵发性疼痛,冷热刺激疼痛,夜间痛,疼痛不能定位。

2.牙髓坏死:牙髓坏死后无论怎样用尖锐探针刺入髓腔内部,都不会引起疼痛,对冷热诊和电诊也均无反应。

3.三叉神经痛:有"扳机点",触及该点即诱发疼痛,冷热刺激不引起疼痛。疼痛持续时间短。

4.干槽症:为拔牙伤口感染,邻牙可有叩痛,温度试验牙敏感但不疼痛。

5.牙龈息肉:用探针拨动息肉的蒂,观察蒂的位置,息肉和牙龈相连。

6.牙周膜息肉:用探针拨动息肉的蒂,观察蒂的位置,息肉和牙周膜相连。

【治疗设计】

1.治疗应以保留有功能的患牙为原则。

2.常规根管治疗为主,如遇到过细或弯曲者则采用干髓术或塑化治疗。

3.残髓炎采用重新根管治疗方法;逆行性牙髓炎采用牙髓牙周联合治疗。

4.年轻恒牙需根尖诱导成形术。

第五考站

5.建议全冠修复。

病例分析

【病历摘要】

1.患者,女,53岁。

2.主诉:左侧上颌牙进食后剧烈疼痛1周。

3.现病史:近1个月来左侧上颌牙进食后疼痛明显,经刷牙或漱口后缓解,平时自觉隐痛。近1周进食后疼痛明显加剧,但可缓解。曾在本单位医务室检查,发现有"龋洞",遂来处理。

4.口腔检查:⌐5 近中邻面深龋洞,探诊疼痛明显,去尽龋坏组织可见穿髓孔。叩诊疼痛(+),牙龈无异常。

【答题要点】

1.诊断:⌐5 慢性溃疡性牙髓炎。

2.诊断依据:

(1)女,53岁,近1个月来左侧下颌牙进食后疼痛明显,经刷牙或漱口后缓解,平时自觉隐痛。

(2)近1周进食后疼痛明显加剧,但可缓解。曾在本单位医务室检查,发现有"龋洞",遂来处理。

(3)⌐5 近中邻面深龋洞,探诊疼痛明显,去尽龋坏组织可见穿髓孔。

(4)叩诊疼痛(+),牙龈无异常。

3.鉴别诊断:

(1)急性牙髓炎:自发性、阵发性疼痛,冷热刺激疼痛,夜间痛,疼痛不能定位。

(2)牙髓坏死:牙髓坏死后无论怎样用尖锐探针刺入髓腔内部,都不会引起疼痛,对冷热诊和电诊也均无反应。

(3)三叉神经痛:有"扳机点",触及该点即诱发疼痛,冷热刺激不引起疼痛。疼痛持续时间短。

(4)干槽症:为拔牙伤口感染,邻牙可有叩痛,温度试验牙敏感但不疼痛。

4.治疗设计:

(1)治疗应以保留有功能的患牙为原则。

(2)常规采用根管治疗,如遇到过细或弯曲者则采用干髓术或塑化治疗。

(3)建议全冠修复。

实战演练

女,49岁。

主诉:右下后牙冷热刺激痛半年

现病史:半年来右下后牙进食嵌塞,隐痛不适,遇冷刺激可引发疼痛,不敢刷牙,无肿胀史。

既往史:否认药物过敏史。

检查:右下7远中边缘嵴呈墨浸状,邻面探入无探痛,冷测敏感,叩痛(+),不松动,牙龈无异常。右下6远中邻面探诊可卡住探针,冷测同对照牙,x线显示达牙本质中层,其余无不适。左下6缺失,拔牙创良好。左下7DO充填体脱落,叩痛(-),不松动,牙龈无异常,x线片见根充恰填,根尖周无异常。余牙未见明显异常。

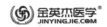

1.诊断:

(1)主诉疾病:

右下7慢性牙髓炎

(2)非主诉疾病:

右下6深龋

下颌牙列缺损

左下7牙体缺损

2.主诉疾病的诊断依据:

(1)长期冷刺激痛病史和自发隐痛病史。

(2)X线片显示龋损深。

(3)冷测敏感,叩痛(+)。

3.主诉疾病的鉴别诊断:

(1)深龋:温度测正常,叩痛(-)。

(2)慢性根尖周炎:牙髓温度测无反应,患牙X线片显示根尖周有透射影。

(3)右下7和6的鉴别:主要依据冷测反应确定疼痛主诉牙为右下7。

4.非主诉疾病的诊断依据:

(1)右下6深龋:X线片显示远中龋损达牙本质中层,冷测正常。

(2)下颌牙列缺损:左下6缺失,缺隙牙槽嵴平整。

(3)左下7牙体缺损:充填体脱落,x线片示根管充填满意,根尖周未见异常。

5.主诉疾病的治疗原则:

(1)右下7根管治疗。

(2)冠修复。

6.全口其他疾病的治疗设计:

(1)右下6充填治疗。

(2)左下7桩核冠修复。

(3)左下6种植或可摘义齿修复。

(4)或左下7桩核,左下5-7固定桥修复。

(三)牙髓坏死(牙齿变色)

【诊断依据】牙髓坏死为牙髓组织的死亡,常由各型牙髓炎发展而来,其次最常见的原因是外伤。其诊断要点如下:

1.问诊:有牙髓炎或牙外伤史。

2.视诊:牙齿多有变色呈暗黄色或灰色并失去光泽,这是因为牙髓坏死组织的分解产物渗入牙本质小管。

3.冷热诊和电诊:均无反应。

4.探诊:探穿髓孔无反应。

5.嗅诊:坏疽牙髓开放髓腔时有恶臭。

【鉴别诊断】

1.慢性根尖脓肿:X线片显示根尖区低密度影像呈云雾状。

2.慢性根尖肉芽肿:X线片显示根尖呈边界清楚的、小于1 cm的低密度影像。

3.慢性根尖囊肿:X线片显示根尖区可见一低密度影像,周围一圈骨白线。

4.急性根尖周炎:有明显的叩痛和咬物不适,温度测试呈无反应。

【治疗设计】原则:保护牙体。

1.凡是恒牙,只要根尖已发育完成的均行根管治疗。

2.根尖孔未形成者行根尖诱导术后再根管治疗。

3.根管弯曲或细小者采用干髓术或塑化治疗。

4.牙冠变色处理,采用髓腔内脱色法,瓷贴面或烤瓷全冠修复。

病例分析

【病历摘要】

1.患者,男,30岁。

2.主诉:上前牙牙冠变色半年。

3.现病史:半年前上前牙受外伤后有冷热刺激痛,并逐渐消失。但牙冠渐变色,无明显疼痛,不影响进食。

4.口腔检查:|1 牙冠暗灰色,叩诊(−),牙体无明显龋坏,松动(−)。电活力测定无反应。

【答题要点】

1.诊断:|1 牙髓坏死。

2.诊断依据:

(1)男,30岁。上前牙牙冠变色半年。

(2)半年前上前牙受外伤后有冷热刺激痛,并逐渐消失。但牙冠渐变色,无明显疼痛,不影响进食。

(3)|1 牙冠暗灰色,叩诊(−),牙体无明显龋坏,松动(−),冷热刺激(−),电活力测定无反应。

3.鉴别诊断:

(1)慢性根尖脓肿:X线片显示根尖区低密度影像呈云雾状。

(2)慢性根尖肉芽肿:X线片显示根尖呈边界清楚的、小于1 cm的低密度影像。

(3)慢性根尖囊肿:X线片显示根尖区可见一低密度影像,周围一圈骨白线。

(4)急性根尖周炎:有明显的叩痛和咬物不适,温度测试呈无反应。

4.治疗设计:

(1)根管治疗。

(2)牙冠变色处理,采用髓腔内脱色法,瓷贴面或烤瓷全冠修复。

实战演练

患者,男,46岁。下前牙变色1年。下前牙5年前受过外伤,唇侧倾斜,检查1|牙冠变色,牙髓测试无反应,X线片无明显异常,8|近中阻生,有脓液流出,咀嚼不适。

【答题要点】

1.诊断:

(1)主诉疾病:1|牙髓坏死(外伤)。

(2)非主诉疾病:8|智齿冠周炎(近中阻生)。

2.主诉疾病的诊断依据:

(1)下前牙变色一年,下前牙5年前受过外伤,唇侧倾斜。

(2)检查1|牙冠变色,牙髓测试无反应,X线片无明显异常。

3.非主诉疾病的诊断依据:

8|近中阻生,有脓液流出,咀嚼不适。

4.主诉疾病的鉴别诊断:

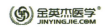

（1）慢性根尖脓肿：X 线显示根尖区低密度影像呈云雾状。

（2）慢性根尖肉芽肿：X 线显示根尖呈边界清楚的小于 1 cm 的低密度影像。

（3）慢性根尖囊肿：X 线显示根尖区可见一低密度影像，周围一圈骨白线。

（4）急性根尖周炎：有明显的叩痛和咬物不适，温度测试呈无反应。

5.主诉疾病的治疗原则：

（1）$\overline{1}$ 根管治疗。

（2）牙冠变色处理，采用髓腔内脱色法，瓷贴面或烤瓷全冠修复。

6.全口其他疾病的治疗设计：

（1）$\overline{8}$ 冠周冲洗。

（2）口服抗生素，含漱口液。

（3）急性炎症缓解后，拔除 $\overline{8}$。

四、根尖周炎

根尖周炎

（一）急性根尖周炎

【诊断依据】急性根尖周炎是发生在牙根尖周围的局限性、疼痛性炎症。

基本诊断标准：

1.温度测试：无反应（牙冠可变色）。

2.探髓腔无痛。

按其发展过程，可分为**急性浆液性根尖周炎和急性化脓性根尖周炎**两个阶段。

（1）急性浆液性根尖周炎：咬合痛但咬紧后缓解。

（2）**急性化脓性根尖周炎根据炎症的发展可分为 3 个阶段**，各阶段有其特有的临床特点：

①**根尖周脓肿诊断依据**：自发性、持续性跳痛，咬合及叩诊时引起剧痛，牙齿松动及浮起感明显，颊侧根尖区黏膜稍红，但不肿胀，局部淋巴结肿痛。

②**骨膜下脓肿诊断依据**：因骨膜致密，张力大，疼痛剧烈程度达最高，牙龈肿胀明显，前庭沟变浅，晚期可触及深部波动感，牙齿松动，触痛，叩诊疼痛，全身症状明显如头痛、发热，局部淋巴结肿痛更明显，**患牙附近组织可发生肿胀**。

③**黏膜下脓肿诊断依据**：局部肿胀明显增加，但疼痛感和局部触痛明显减轻，局部波动感明显，黏膜可自动破溃，脓液排出，转为慢性炎症。

【鉴别诊断】

1.急性牙髓炎：疼痛放散，不能定位，温度和电活力测试表现为牙髓敏感性增强，探痛明显，X 线片显示根尖区无异常。

2.牙周脓肿：温度测试正常，有牙周袋，牙龈出血溢脓。X 线片牙槽骨水平吸收。

3.牙髓坏死：牙髓活力测试为无反应，但与根尖炎的区别在于：牙髓坏死没有叩痛，没有 X 线片下的根尖区变化。

【治疗设计】原则是控制炎症和镇痛，消除病灶，保留患牙。

1.开放髓腔，畅通根管，使脓液得以引流。

2.有波动感时，在开放髓腔的同时，行脓肿切开引流。

3.在局部治疗的同时，辅以全身抗感染治疗。

4.急性炎症缓解后，行根管治疗。

5.根尖瘘管不消者可行根尖切除术。

6.建议全冠修复。

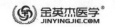

病例分析

【病历摘要】

> 1.患者,男,58岁。
>
> 2.主诉:左上后牙进食时明显疼痛2周,肿胀伴跳痛1天。
>
> 3.现病史:2周前左上后牙开始出现进食时明显疼痛,并有轻度浮起感,紧咬后可减轻疼痛。1天前疼痛明显加剧,牙齿不能咬合,肿胀感明显,并伴有剧烈的跳痛,疼痛局限在左上最后2颗牙上。
>
> 4.既往史:半年来左上后牙隐痛,进食时有不适感。
>
> 5.口腔检查:|6 远中邻面深龋,探诊(-),叩诊(+),颊部黏膜潮红,有压痛,但无明显肿胀,左颌下淋巴结肿大,有压痛。温度刺激和电活力测定无反应。X线片显示根尖有边界不清的透射影像。

【答题要点】

1.诊断:|6 急性化脓性根尖周炎。

2.诊断依据:

(1)男,58岁。继往半年来左下后牙隐痛,进食时有不适感。

(2)2周前左下后牙开始出现进食时明显疼痛,并有轻度浮起感,紧咬后可减轻疼痛。1天前疼痛明显加剧,牙齿不能咬合,肿胀感明显,并伴有剧烈的跳痛,疼痛局限在左上最后2颗牙上。

(3)|6 远中邻面深龋,探诊(-),叩诊(+),颊部黏膜潮红,有压痛,但无明显肿胀,左颌下淋巴结肿大,有压痛。

(4)温度刺激和电活力测定无反应。

(5)X线片显示根尖有边界不清的透射影像。

3.鉴别诊断:

(1)急性牙髓炎:疼痛放散,不能定位,温度和电活力测试表现为牙髓敏感性增强,探痛明显,X线片显示根尖区无异常。

(2)牙周脓肿:温度测试正常,有牙周袋,牙龈出血溢脓。X线片牙槽骨水平吸收。

(3)牙髓坏死:牙髓活力测试为无反应,但与根尖炎的区别在于它没有叩痛,没有X线片下的根尖区变化。

4.治疗设计:原则是控制炎症和镇痛,消除病灶,保留患牙。

(1)开放髓腔,畅通根管,使脓液得以引流。

(2)根管治疗。

(3)建议全冠修复。

实战演练

> 患者,男,43岁。左上后牙自发痛2天,伴面部肿痛1天。左上后牙龋坏,一直未治疗,无明显不适。2天前出现自发性、持续性跳痛,患牙浮起感,不敢咬合,无明显冷热刺激痛。1天前左面部肿胀疼痛,压痛明显,无全身发热等不适,自服甲硝唑1天,症状无明显缓解。检查:|4 深大龋洞,探露髓,不敏感,叩(+++),Ⅱ度松动,龈颊沟变平,色红,压痛明显,冷热测均无反应。|5 龋损色黑质软,探痛,冷热测同对照牙,叩痛(-)。X线片显示|4 骨硬板消失,根周膜略宽;|5 龋损至牙本质深层。

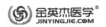

【答题要点】

1.诊断：

(1)主诉疾病：⌐4 急性根尖周炎(骨膜下脓肿)。

(2)非主诉疾病：5⌐深龋。

2.主诉疾病的诊断依据：

(1)左上后牙2天前出现自发性、持续性跳痛,患牙浮起感,不敢咬合,无明显冷热刺激痛。

(2)1天前左面部肿胀疼痛,压痛明显,无全身发热等不适,自服甲硝唑1天,症状无明显缓解。

(3)⌐4 深大龋洞,探露髓,不敏感,叩(+++),Ⅱ度松动,龈颊沟变平,色红,压痛明显。

(4)X线片显示⌐4 骨硬板消失,根周膜略宽。

3.非主诉疾病的诊断依据：

(1)5⌐龋损色黑质软,探痛,冷热测同对照牙,叩痛(-)。

(2)X线片显示5⌐龋损至牙本质深层。

4.主诉疾病的鉴别诊断：

(1)急性牙髓炎:疼痛放散,不能定位,温度和电活力测试表现为牙髓敏感性增强,探痛明显,X线片显示根尖区无异常。

(2)牙周脓肿:温度测试正常,有牙周袋,牙龈出血、溢脓。X线片牙槽骨水平吸收。

(3)牙髓坏死:牙髓活力测试为无反应,但与根尖炎的区别在于它没有叩痛,没有X线片下的根尖区变化。

5.主诉疾病的治疗原则：

(1)⌐4 开髓引流。

(2)根管治疗。

(3)建议全冠修复。

6.全口其他疾病的治疗设计：

5⌐垫底后充填。

(二)慢性根尖周炎(必须要有X线片)

【临床表现】慢性根尖周炎一般无疼痛症状,温度测试无反应。

其病变类型有慢性根尖周肉芽肿、慢性根尖周脓肿、慢性根尖周囊肿和慢性根尖周致密性骨炎等,X线片检查可有相应改变。

慢性根尖周炎牙髓活力无反应,牙齿可能变色,但诊断仍主要依靠X线片检查。

1.根尖囊肿:根尖区低密度周围有一圈骨白线。

2.根尖肉芽:根尖区肿有一个小于1 cm的低密度影响。

3.根尖脓肿:根尖区呈边界不清呈云雾状的低密度区。

4.慢性根尖周致密性骨炎:年轻人下颌第一磨牙多见,它是一种防御性反应。由于骨质增生,骨小梁密度增大,在X线片上表现为根尖部局限性的不透射影像。骨小梁的组织结构与正常骨很少有差别。因其周围有少许慢性炎细胞浸润,故称为致密性骨炎。

【鉴别诊断】

相互鉴别即可,鉴别点为X线片。如特殊位置可考虑颌骨正常骨孔,像切牙孔、颏孔等,与邻牙无关系。如有疼痛,可考虑把所有疼痛作比较。

1.成釉细胞瘤:X线片呈切迹状,有锯齿状吸收,牙髓活力可正常。

2.颌骨囊肿:颌骨囊肿为非牙源性囊肿;牙体大多正常,牙髓活力正常,囊肿长大时可引起颌骨肿胀,扪之有乒乓球感,穿刺可抽出囊液。X线片显示囊肿与根尖部牙周间隙的影像无联系。

【治疗设计】

1.确诊为根尖肉芽肿的患牙应做根管治疗。

第五考站

2.根管过细或弯曲者可试做塑化治疗。

3.根管不通或根尖阴影过大,且患牙经长时间根管封药后阴影仍不消退者,可行根尖搔刮术、根尖切除术等,能获得较好疗效。

4.牙冠变色患牙在根管治疗完成后可行美容修复。

病例分析

【病历摘要】

1.患者,女,34 岁。

2.主诉:左上后牙有蛀牙 1 个月余求补。

3.现病史:左上后牙近 1 个月发现牙齿颜色改变,食物嵌塞,有蛀牙。

4.既往史:左上后牙咀嚼不适半年余。

5.口腔检查:|4 近中邻面深龋,已穿通髓腔,探诊(−),叩诊略有不适,牙冠变色。温度刺激和电活力测定无反应,X 线片显示根尖有圆形边界清晰的透射影像,直径 3 mm。

【答题要点】

1.诊断:|4 慢性根尖肉芽肿。

2.诊断依据:

(1)女,34 岁。左上后牙近 1 个月发现牙齿颜色改变,食物嵌塞,有蛀牙。

(2)既往左上后牙咀嚼不适半年余。

(3)检查可见|4 近中邻面深龋,已穿通髓腔,探诊(−),叩诊略有不适,牙冠变色。

(4)温度刺激或电活力测定无反应。

(5)X 线片显示根尖有圆形边界清晰的透射影像,直径 3 mm。

3.鉴别诊断:

(1)慢性根尖脓肿:有瘘型,可见瘘管,根管内可有脓性渗出,X 线片显示根尖区有形状不规则、边界不清的透射影像,透射区周边骨质疏松呈云雾状。

(2)慢性根尖囊肿:较小的根尖囊肿与根尖肉芽肿区别较难,如果根管内发现清亮的液体,镜下见到胆固醇结晶时则可确诊。大的囊肿在根尖区可见圆形或椭圆形边界清晰的透射影像,周围骨质致密呈清楚的阻射白线。

(3)造釉细胞瘤:常使颌骨膨隆,导致面部畸形。且造釉细胞瘤与感染无关,多为多囊性,可抽出酱油样液体。**X 线片显示透射区内有分格的白线(边缘有切迹)。**

(4)颌骨囊肿:颌骨囊肿为非牙源性囊肿;牙体大多正常,牙髓活力正常,囊肿长大时可引起颌骨肿胀,扪之有乒乓球感,穿刺可抽出囊液。X 线片显示囊肿与根尖部牙周间隙的影像无联系,但可挤压牙根使其移位、吸收。

(5)颌骨正常骨孔:像切牙孔、颏孔等,与邻牙无关系。

4.治疗设计:

(1)确诊为根尖肉芽肿的患牙应做根管治疗。

(2)根管过细或弯曲者可试做塑化治疗。

(3)根管不通或根尖阴影过大,且患牙经长时间根管封药后阴影仍不消退者,可行根尖搔刮术、根尖切除术等。

(4)牙冠变色患牙在根管治疗完成后可行全冠修复。

实战演练

患者,男,37岁。右上后牙龋病史2年余,5|深大龋洞,牙髓电活力测验无反应,叩痛(+),8|近中阻生,冠周牙龈红肿,触痛明显,龈瓣内有脓溢出。X线片显示5|根尖周病变2 mm×4 mm,边界清楚。

【答题要点】

1.诊断:

(1)主诉疾病:5|慢性根尖肉芽肿。

(2)非主诉疾病:8|冠周炎(近中阻生)。

2.主诉疾病的诊断依据:

(1)右上后牙龋病史2年余。

(2)5|深大龋洞,牙髓电活力测验无反应,叩痛(+)。

(3)X线片显示5|根尖周病变2 mm×4 mm,边界清楚。

3.主诉疾病的鉴别诊断:

(1)与慢性根尖周脓肿鉴别:后者X线片显示根尖病变边界不清。

(2)与根尖周囊肿鉴别:后者X线片显示根尖病变边界清除,有骨白线包绕。

4.非主诉疾病的诊断依据:

8|近中阻生,冠周牙龈红肿,触痛。牙龈盲袋挤压有少许脓液。

5.主诉疾病的治疗设计:

(1)5|根管治疗。

(2)建议烤瓷冠修复。

6.非主诉疾病的治疗设计:

(1)冲洗上药。

(2)8|择期拔除。

五、慢性龈炎(边缘性龈炎,单纯性龈炎)

慢性龈炎

【诊断依据】临床主要表现为牙龈色、形、质的改变,一般局限于游离龈和龈乳头。必须要说无附着丧失,也无牙槽骨吸收,从而排除牙周病。

1.色泽:从粉红色到鲜红色或暗红色。

2.外形:正常龈缘菲薄而紧贴牙面,附着龈有点彩。患牙龈炎时,由于组织水肿,使龈缘变厚,不再紧贴牙面,牙龈乳头圆钝肥大,附着龈点彩也可消失,表面光滑发亮。

3.质地:正常牙龈质地致密而坚韧,附着龈部分牢固地附着于牙槽嵴上。患牙龈炎时,牙龈变得松软脆弱,缺乏弹性,有些病例可伴有增生。

4.龈沟深度:牙周组织健康时,龈沟深度一般不超过3 mm,当牙龈有炎性肿胀或增生时,龈沟可加深达3 mm以上,形成假性牙周袋。但上皮附着(龈沟底)仍位于正常的釉牙骨质界处,临床上不能探到釉牙骨质界,也就是说无附着丧失,也无牙槽骨吸收。这是区别牙龈炎和牙周炎的重要指征。

5.探诊出血:健康的牙龈在刷牙或探测龈沟时均不出血。患牙龈炎时轻触即出血,探诊也出血。探诊后出血是诊断牙龈有无炎症的重要客观指标。

6.龈沟液增多:牙龈有炎症时,龈沟液渗出增多。

7.自觉症状:边缘性龈炎时患者常因刷牙或咬硬物时出血。

总结:考试中看到牙龈色、形、质改变,有牙石和牙龈出血,即可指向牙周性疾病,主要看有没有牙槽骨吸收,牙周袋形成。附着丧失,如果没有的话可以诊断为慢性龈炎。

【鉴别诊断】根据上述主要临床表现,结合局部有刺激因素存在即可诊断。应与下列疾病相鉴别。

1.早期牙周炎:有牙槽骨吸收,牙周袋形成,有附着丧失。

2.血液性疾病:查血常规即可,白血病出血不易止住。

3.龈坏死性溃疡性龈炎:以牙龈出血和疼痛为主要症状,但其牙龈边缘呈直线型或反波浪式坏死为其特征。

4.艾滋病相关龈炎:是艾滋病感染者最早出现的相关症状之一。临床可见游离龈缘呈明显的火红色线状充血,附着龈可有点状红斑,刷牙后出血或自发性出血。在去除牙石或牙菌斑后,牙龈充血仍不消退。

5.妊娠性龈炎:患者为妊娠期妇女,全口牙龈、牙间乳头红肿,有自发性出血。

【治疗计划】

1.去除病因:通过龈上洁治术彻底清除菌斑和牙石,如有食物嵌塞、不良修复体等刺激因素,也应彻底纠正。

2.药物治疗:如果炎症较重,可配合局部药物治疗,常用1%~3%过氧化氢溶液冲洗龈沟,碘制剂沟内上药,必要时可用抗菌类漱口剂含漱。

3.手术治疗:如果出现基础治疗后牙龈仍然肿大时即可做牙龈切除成形术。

4.口腔维护:治疗开始后,应及时教会患者控制牙菌斑的方法,应持之以恒地保持口腔卫生,并定期(6~12个月)进行复查和洁治,这样才能巩固疗效,防止复发。

病例分析

【病历摘要】

1.患者,李某,男,68岁。

2.主诉:刷牙时牙龈出血2年。

3.现病史:2年来刷牙时牙龈出血,有时咬硬物时出血,近2个月早晨起床时偶有涎液中带血,曾做血常规检查,未见异常。无咬合不适或牙松动。

4.口腔检查:牙石指数(+++),大量菌斑堆积,全口牙龈缘中度充血,探诊出血明显,有龈袋,但无附着水平丧失,无牙周袋,牙齿无松动,咬合关系未见异常。X线片显示全口牙槽骨无明显吸收。

【答题要点】

1.诊断:全口边缘性龈炎。

2.诊断依据:

(1)李某,男,68岁。2年来刷牙时牙龈出血,有时咬硬物时出血,近2个月早晨起床时偶有涎液中带血。

(2)曾做血常规检查,未见异常。无咬合不适或牙松动。

(3)口腔检查:牙石指数(+++),大量菌斑堆积,全口牙龈缘中度充血,探诊出血明显。

(4)有龈袋,但无附着水平丧失,无牙周袋,牙齿无松动,咬合关系未见异常。

(5)X线片显示全口牙槽骨无明显吸收。

3.鉴别诊断:

(1)慢性牙周炎:有牙龈炎的临床表现,但有附着水平丧失和牙周袋形成,牙齿松动,X线片显示牙槽骨明显吸收。

(2)血液疾病(如白血病、血小板减少性紫癜、血友病等):可表现牙龈出血红肿,但一般无疼痛,血象检查有异常,出血不易止住。

(3)妊娠性龈炎:患者为妊娠期妇女,全口牙龈、牙间乳头红肿,有自发性出血。

(4)坏死性龈炎:牙间乳头顶及牙龈缘出现坏死性溃疡,溃疡表面被覆灰黄色"假膜",牙龈出血,疼痛明显,有特殊腐败臭味。

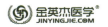

4.治疗设计：

（1）消除局部刺激因子：去除牙石、菌斑及一切可造成菌斑滞留的因素，如不良修复体、牙畸形、食物嵌塞等。

（2）局部辅以药物治疗：3%过氧化氢溶液冲洗龈沟，甲硝唑黏附片牙龈局部贴敷等。

（3）手术治疗：如果出现基础治疗后牙龈仍然肿大时即可做牙龈切除成形术。

（4）建立良好的口腔卫生习惯，定期进行口腔专科卫生保健。

实战演练

患者，女，56岁。刷牙时牙龈出血3个月。检查全口牙龈边缘红肿，探诊出血明显，探诊深度小于3 mm，无松动，曾做血常规检查，未见异常。7̅|牙合面有黑点，探针能钩住，冷测正常，6̅|牙本质暴露，探诊敏感。

【答题要点】

1.诊断：

（1）主诉疾病：慢性牙龈炎。

（2）非主诉疾病：7̅|浅龋（窝沟龋），6̅|牙本质敏感症。

2.主诉疾病的诊断依据：

（1）患者，女，56岁。刷牙时牙龈出血3个月。

（2）全口牙龈边缘红肿，探诊出血明显，探诊深度小于3 mm，无松动，曾做血常规检查，未见异常。

3.非主诉疾病的诊断依据：

（1）7̅|牙合面有黑点，探针能钩住，冷测正常。

（2）6̅|牙本质暴露，探诊敏感。

4.主诉疾病的鉴别诊断：

（1）慢性牙周炎：有牙槽骨吸收，牙周袋形成，有附着丧失。

（2）血液性疾病：查血常规即可，白血病出血不易止住。

（3）坏死性溃疡性龈炎：以牙龈出血和疼痛为主要症状，牙龈边缘呈直线型或翻波浪式坏死为其特征。

5.主诉疾病的治疗原则：

（1）消除局部刺激因子：去除牙石、菌斑及一切可造成菌斑滞留的因素，如不良修复体、牙畸形、食物嵌塞等。

（2）局部辅以药物治疗：3%过氧化氢溶液冲洗龈沟，甲硝唑黏附片牙龈局部贴敷等。

（3）手术治疗：如果出现基础治疗后牙龈仍然肿大时即可做牙龈切除成形术。

（4）建立良好的口腔卫生习惯，定期进行口腔专科卫生保健。

6.全口其他疾病的治疗设计：

（1）7̅|充填治疗。

（2）6̅|充填治疗。

六、药物性牙龈增生（助理不考）

【诊断依据】

1.药物性牙龈增生是指由于全身用药引起的牙龈完全或部分的肥大，与长期用药有关。导致牙龈增生的常用药物有三类：

药物性牙龈增生

（1）苯妥英钠——抗惊厥药，用于治疗癫痫。

（2）环孢菌素——免疫抑制药，用于移植手术。

（3）钙通道拮抗药，如硝苯地平——抗高血压药。一般服药后1~6个月即可出现牙龈增生。

2.好发于前牙，起始于牙间乳头，随后波及龈缘，表面呈结节状、球状、分叶状，质地坚韧，稍有弹性，色红或粉红。不易出血。

3.肿大牙龈形成龈袋，不易清洁，如存在局部刺激因素，合并感染会出现，牙龈水肿、出血、牙齿移位。停药后增生牙龈可以减退。

【鉴别诊断】

1.慢性龈炎有刺激因素存在，有反复发作病史。

2.白血病引起的牙龈肥大出血比较明显，**不易止血**。牙龈颜色呈暗红或苍白色。**血象检查异常**。

3.牙龈纤维瘤病可**有家族史**，而无服药史。牙龈增生广泛，大多覆盖牙面2/3以上，以纤维性增生为主。

4.妊娠性龈炎患者为**妊娠期妇女**，全口牙龈、牙间乳头红肿，有自发性出血。

【治疗设计】

1.去除局部刺激因素：通过牙周洁治治疗。

2.局部药物治疗：对于牙龈炎症较重的患者，可局部使用3%过氧化氢冲洗，牙周袋内放入抗菌消炎药物辅助治疗。

3.手术治疗：对于保守治疗效果不佳的患者可考虑牙龈切除成形手术治疗。

4.维护期：每6~12个月定期复查，指导患者严格控制菌斑，防止复发。

5.停止或更换引起牙龈增生的药物。

病例分析

【病历摘要】

> 1.患者，男，32岁。
>
> 2.主诉：牙龈增生2年，下前牙唇侧较重。
>
> 3.现病史：近一年来，牙龈出现肥大增生，下前牙唇侧较重，刷牙出血不明显。否认牙龈反复肿痛史，否认口呼吸史。
>
> 4.全身情况：一年半前行肾移植术，术后服用环孢菌素至今。
>
> 5.家族史：无特殊。
>
> 6.检查：全口牙结石（+），牙龈增生累及全口牙龈，下颌前牙唇侧较重，覆盖牙面1/3，呈结节状、球状、分叶状，色粉红，质地坚韧，探诊出血不严重。前牙覆牙合覆盖正常。
>
> 7.X线片检查：牙槽嵴顶未见吸收。
>
> 8.血象检查正常。

【答题要点】

1.诊断：药物性牙龈增生（药物性牙龈肥大）。

2.诊断依据：

（1）男，32岁。主诉牙龈增生2年，下前牙唇侧较重。

（2）患者刷牙出血不明显。否认牙龈反复肿痛史，否认口呼吸史。

（3）一年半前行肾移植术，术后服用环孢菌素至今。

（4）检查可见全口牙结石（+），牙龈增生累及全口牙龈，下颌前牙唇侧较重，覆盖牙面1/3，呈结节状、

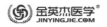

球状、分叶状,色粉红,质地坚韧,探诊出血不严重。前牙覆𬌗覆盖正常。

(5)X线片检查:牙槽嵴顶未见吸收。

(6)血象检查正常。

3.鉴别诊断:

(1)慢性龈炎:有刺激因素存在,有反复发作病史。

(2)白血病引起的牙龈肥大:出血比较明显,**不易止血**。牙龈颜色呈暗红或苍白色。血象检查异常。

(3)牙龈纤维瘤病:可有家族史,而无服药史。牙龈增生广泛,大多覆盖牙面2/3以上,以纤维性增生为主。

(4)妊娠性龈炎:患者为妊娠期妇女,全口牙龈、牙间乳头红肿,有自发性出血。

4.治疗设计:

(1)去除局部刺激因素:通过牙周洁治治疗。

(2)局部药物治疗:对于牙龈炎症较重的患者,可局部使用3%过氧化氢冲洗,牙周袋内放入抗菌消炎药物辅助治疗。

(3)手术治疗:对于保守治疗效果不佳的患者可考虑牙龈切除成形手术治疗。

(4)维护期:每6~12个月定期复查,指导患者严格控制菌斑,防止复发。

(5)停止或更换引起牙龈增生的药物 。

实战演练

女,56岁。

主诉:前牙移位1年,并要求修复缺失牙。

现病史:近1年来发现前牙移位,牙龈肥大,说话漏风,刷牙出血。左下后牙因松动而拔除6年,未修复。

既往史:高血压病史5年,近2年来一直服用"硝苯地平"。否认药物过敏史。

家族史:无特殊

检查:前牙区牙龈肥大,覆盖1/3-1/2牙面。牙龈乳头圆钝,探诊出血,探诊深度5-8mm,探及釉牙骨质界,下前牙移位,左下6缺失。左下5牙髓活力正常。左下7DO大面积树脂充填,近中倾斜25度,仅远中边缘嵴与对颌牙有咬合,不松动,x线片示左下7根充完善,根尖周无明显.左下5和7牙根长度及牙槽骨正常

1.诊断:

(1)主诉疾病:

药物性牙龈肥大

慢性牙周炎

下颌牙列缺损

(2)非主诉疾病:左下7牙体缺损

2.主诉疾病的诊断依据:

(1)牙龈肥大改变。

(2)硝苯地平服药史。

(3)有附着丧失。

(4)牙龈探诊出血。

(5)左下后牙因松动拔除

(6)左下6缺失。

3.主诉疾病的鉴别诊断:

(1)慢性龈炎(增生性龈炎):

有明显的局部刺激因素,无服药史。

(2)遗传性牙龈纤维瘤病:可有家族史,无服药史,牙龈增生广泛。

4.治疗设计:

(1)口腔卫生宣教。

(2)牙周洁治。

(3)探诊深度大于4mm以上的位点刮治和根面平整。

(4)必要时牙周手术。

(5)牙周维护治疗。

(6)左下7桩核或桩核冠。

(7)左下6义齿修复。可考虑:

左下5-7固定桥修复。

或可摘义齿修复。

或左下6种植修复。

妊娠期龈炎

七、妊娠期龈炎(助理不考)

(怀孕的仅此一个,考试可能说停经几周)(助理不考)

妊娠期龈炎指妇女在妊娠期间,由于女性激素水平升高,原有的牙龈慢性炎症加重,使牙龈肿胀或形成龈瘤样的改变,分娩后病损可自行减轻或消退。

【诊断依据】(理解即可,实践技能不作细节要求)

育龄妇女
牙龈呈现鲜红色、高度水肿、肥大,且有明显出血倾向者,或有龈瘤样表征
询问其月经情况,了解是否妊娠。若已怀孕,便可诊断

1.症状:吮吸、刷牙或进食时牙龈易出血,或者一个或多个牙龈乳头呈瘤样肥大,妨碍进食,严重时可有轻度疼痛。从妊娠2~3个月后开始出现明显症状,至8个月时达到高峰,分娩后约2个月时,龈炎可减轻至妊娠前水平。这与血中黄体酮水平的升高相关联。

2.检查:

(1)龈缘和龈乳头呈鲜红或暗红色,松软而光亮,或呈现显著的炎性肿胀、肥大,有龈袋形成,可发生于个别牙龈,也可为全口的牙龈,多以前牙区为重。

(2)孕瘤多发生于前牙,尤其是下前牙唇侧龈乳头,或发生于个别牙排列不齐的龈乳头,常始发于妊娠第3个月。

(3)如为孕瘤,检查时可见:单个或多个牙的牙龈乳头增大,色泽鲜红光亮或暗紫,表面光滑,质地松软,极易出血。瘤体常呈扁圆形向近远中扩延,有的呈小的分叶状,有蒂或无蒂,一般直径不超过2 cm,但严重的病例可因瘤体较大而妨碍进食或被咬破而出血感染。

(4)分娩后,妊娠期龈瘤能逐渐自行缩小。

【鉴别诊断】

1.药物性龈炎:有服药史,无妊娠,牙龈不易出血。

2.白血病牙龈病损:牙龈明显肥大,颜色暗红或苍白,无服药史,可有局部和全身淋巴结肿大。血涂片检查可见大量幼稚细胞。

3.慢性龈炎:牙龈色红、水肿,病变程度与局部刺激因素一致。但一般不会呈鲜红色,水肿较妊娠期龈炎轻,很少呈明显出血倾向。任何年龄和性别均可发生。

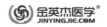

4.遗传性牙龈纤维瘤病:可有家族史,无服药史。牙龈增生较广泛,大多覆盖牙面的 2/3 以上,以纤维性增生为主。

【治疗原则】

1.动作轻柔地去除局部刺激因素,尽量减少出血和疼痛。

2.认真细致地遵循口腔卫生指导。

3.对于炎症表现严重者可使用刺激性小、不影响胎儿生长发育的含漱液含漱。尽量避免使用全身药物治疗,以免影响胎儿发育。

4.对体积较大已妨碍进食的妊娠期龈瘤,可手术切除,手术时机应尽量选择在妊娠期的 4~6 个月内,以免引起流产或早产。术中应避免流血过多,术后应严格控制菌斑,以防复发。

【预防】

怀孕前及时治疗原有的慢性龈炎,整个妊娠期应严格控制菌斑。

实战演练

患者,女,28 岁。刷牙吸吮时出血,近日加重,妊娠 3 个月。口腔检查发现,菌斑(++),龈缘和龈乳头呈鲜红色,松软,光亮,前牙区显著炎性肿胀,牙周袋深 6 mm,无附着丧失。6MO| 深龋洞,近髓腔,色黑,探软,牙髓活力测试正常,叩(-)。

【答题要点】

1.诊断:

(1)主诉疾病:妊娠期龈炎。

(2)非主诉疾病:6MO| 深龋

2.主诉疾病的诊断依据:

(1)刷牙吸吮时出血,近日加重,妊娠 3 个月。

(2)菌斑(++),龈缘和龈乳头呈鲜红色,松软,光亮,前牙区显著炎性肿胀。

(3)牙周袋深 6 mm,无附着丧失。

3.非主诉疾病的诊断依据:

6MO| 深龋洞,近髓腔,色黑,探软,牙髓活力测试正常,叩(-)。

4.主诉疾病的鉴别诊断:

(1)药物性龈炎:有服药史,无妊娠,牙龈不易出血。

(2)慢性龈炎:牙龈色红、水肿,病变程度与局部刺激因素一致。但一般不会呈鲜红色,水肿较妊娠期龈炎轻,很少呈明显出血倾向。任何年龄和性别均可发生。

(3)遗传性牙龈纤维瘤病:可有家族史。牙龈增生较广泛,大多覆盖牙面的 2/3 以上,以纤维性增生为主。

5.主诉疾病的治疗原则:

(1)动作轻柔地去除局部刺激因素,尽量减少出血和疼痛。

(2)认真细致地遵循口腔卫生指导。

(3)对于炎症表现严重者可使用刺激性小、不影响胎儿生长发育的含漱液含漱。尽量避免使用全身药物治疗,以免影响胎儿发育。

(4)对体积较大已妨碍进食的妊娠期龈瘤,可手术切除,手术时机应尽量选择在妊娠期的 4~6 个月内,以免引起流产或早产。术中应避免流血过多,术后应严格控制菌斑,以防复发。

6.全口其他疾病的治疗设计:

6| 充填治疗。

第五考站

八、慢性牙周炎

慢性牙周炎

【诊断依据】本病为**最常见的一类牙周炎**,由长期存在的慢性牙龈炎向深部牙周组织扩展而引起的慢性炎症。

1.病理改变:

(1)牙周袋形成。

(2)牙槽骨吸收:水平型吸收、垂直型吸收、凹坑状吸收等。

①**水平型吸收**:通常形成骨上袋,即牙周袋底位于牙槽嵴顶的冠方。

②**垂直型吸收**:也称角形吸收,指牙槽骨发生垂直方向或斜形的吸收,与牙根面之间形成一定角度的骨缺损,牙槽嵴顶的高度降低不多,而靠近牙根侧的骨吸收较多,大多形成骨下袋,即牙周袋底位于牙槽嵴顶的根方。

③**凹坑状吸收**:指牙槽间隔的骨嵴顶吸收,其中央部分破坏而颊舌侧骨质仍保留,形成弹坑状或火山口状缺损。

(3)牙龈的炎症。

(4)牙松动。

2.临床症状:本病好发于成年人,常累及全口多数牙齿,尤其是磨牙、下前牙。病程长,发展缓慢,表现为暴发性活动期和静止期交替出现。

典型的临床表现为牙龈炎症、牙周袋形成、牙槽骨吸收、牙齿松动或移位等。

根据患者主诉及临床表现不难作出诊断,**临床检查牙周袋形成,有附着丧失,X线片检查见牙槽骨吸收等是主要的诊断依据。**

【鉴别诊断】

1.牙龈炎:没有附着丧失、牙槽骨吸收、牙齿松动。

2.外伤:有外伤史。

3.成釉细胞瘤:X线片显示可见切迹状,牙根锯齿状吸收。

4.牙源性角化囊肿:牙齿可有松动,但X线片显示骨质有明显的低密度影像。

5.根尖脓肿:牙髓活力无反应,牙齿可松动,,牙周炎牙髓活力正常。

6.牙周脓肿:不但有牙周炎的基本特点,它是牙周炎发展到晚期的一种临床表现,表现为**牙周袋壁或深部牙周组织内的局限性化脓性炎症。**

7.侵袭性牙周炎:年轻,有特殊第一恒磨牙、切牙,牙石量和病情不成正比,有家族聚集性。

8.牙周–牙髓联合病变:既有牙周病特点也有牙髓病特点,包括牙髓炎或根尖炎的特点。

【治疗设计】包括:**基础治疗、手术治疗、修复治疗、维护期治疗。**

1.基础治疗:

(1)清除局部刺激因素:**主要措施有龈上洁治术、龈下刮治和根面平整术**。局部冲洗上药。

(2)**在治疗前和过程中要对患者进行口腔卫生宣教**,使患者能够自觉地使用牙刷、牙线、牙间隙刷、漱口水等自我菌斑控制手段。

(3)**全身和局部的药物治疗**。

(4)调𬌗:建立平衡的𬌗关系。

(5)拔牙:对牙周袋深、过于松动的严重患牙,如确已无保留价值,**应尽早拔除**。

(6)消除危险因素包括改正不良修复体、解除食物嵌塞。

(7)其他治疗:对有牙周脓肿形成者要切开引流。

2.牙周手术治疗:**经上述治疗后6~12周复查仍有5mm以上的牙周袋,探诊仍有出血,可考虑牙周手术。**

3.需要修复的病人,进行修复治疗。

4.维护治疗:在经过恰当的治疗后,大多数慢性牙周炎的病情可以得到控制,但疗效的长期保持却有赖于患者坚持有效的菌斑控制,以及定期的复查和必要的重复治疗。

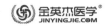

病例分析

【病历摘要】

1.患者,男,63岁。

2.主诉:牙龈刷牙时出血10年。

3.现病史:10年来牙龈刷牙时出血,有时咬硬物时出血,自觉牙床肿胀,有时感觉咀嚼无力,近3年感觉牙齿松动。

4.既往史:全身情况良好,无血液病、糖尿病等系统疾病。

5.口腔检查:全口牙石指数(+++),菌斑指数(++),牙龈红肿,触诊易出血,前牙袋深5~6 mm,后牙袋深4~7 mm,以邻面为重,附着水平丧失3~5 mm,上下前牙松动Ⅰ度,咬合关系未见异常。X线片显示全口牙槽骨水平吸收,吸收程度达根中1/3区,骨嵴顶区密度减低,白线消失。

【答题要点】

1.诊断:全口慢性牙周炎。

2.诊断依据:

(1)男,63岁。10年来刷牙时牙龈出血,有时咬硬物时出血,自觉牙床肿胀,有时感觉咀嚼无力,近3年来感觉牙齿松动。

(2)口腔检查可见全口牙石指数(+++),菌斑指数(++),牙龈红肿,触诊易出血,前牙牙周袋袋深5~6 mm,后牙袋深4~7 mm,以邻面为重,附着水平丧失3~5 mm,上下前牙松动Ⅰ度,咬合关系未见异常。

(3)X线片显示全口牙槽骨水平吸收,吸收程度达根中1/3区,骨嵴顶区密度减低,白线消失。

3.鉴别诊断:

(1)牙龈炎:没有附着丧失、牙槽骨吸收、牙齿松动。

(2)外伤:有外伤史。

(3)根尖脓肿:牙髓活力无反应,牙齿可松动。

(4)牙周脓肿:有牙周炎的基本特点,它是牙周炎发展到晚期的一种临床表现,表现为牙周袋壁或深部牙周组织内的局限性化脓性炎症。

4.治疗设计:

(1)基础治疗:口腔卫生宣教。洁治、刮治根面平整,局部冲洗上药,调𬌗、拔除不能保留的牙齿,药物治疗。

(2)手术治疗:经基础治疗后,牙周袋超过5 mm时,可行牙周手术治疗。

(3)修复治疗:如有需要拔除患牙,1个月局部义齿修复,3个月固定义齿修复。

(4)维护期治疗:定期复查防止复发,6~12个月复诊。

实战演练

患者,男,68岁。刷牙时出血7年,有时咬硬物时出血,自觉牙床肿胀,有时感觉咀嚼无力,近2年感觉牙齿松动。全口牙石指数(+++),牙龈红肿,触诊易出血,前牙牙周袋袋深5~6 mm,后牙袋深4~7 mm,以邻面为重,附着水平丧失3~5 mm,上下前牙松动Ⅰ度,咬合关系未见异常。7̅缺失,有拔牙史。X线片显示全口牙槽骨吸收达根尖1/3。

【答题要点】

1.诊断：

（1）主诉疾病:慢性牙周炎。

（2）非主诉疾病:下颌牙列缺损。

2.主诉疾病的诊断依据：

（1）男,68岁。刷牙时出血7年,有时感觉咀嚼无力,近2年感觉牙齿松动。

（2）全口牙石指数(+++),牙龈红肿,触诊易出血,前牙袋深5~6 mm,后牙袋深4~7 mm,附着水平丧失3~5 mm,上下前牙松动Ⅰ度。

（3）X线片显示全口牙槽骨吸收达根尖1/3。

3.非主诉疾病的诊断依据：

$\overline{7}$缺失,有拔牙史。

4.主诉疾病的鉴别诊断：

（1）牙龈炎:没有附着丧失、牙槽骨吸收、牙齿松动。

（2）外伤:有外伤史。

（3）根尖脓肿:牙髓活力无反应,牙齿可松动。

（4）牙周脓肿:有牙周炎的基本特点,它是牙周炎发展到晚期的一种临床表现,表现为**牙周袋壁或深部牙周组织内的局限性化脓性炎症**。

5.主诉疾病的治疗原则：

（1）基础治疗:口腔卫生宣教。洁治、刮治根面平整,局部冲洗上药,调𬌗、拔除不能保留的牙齿,药物治疗。

（2）手术治疗:经基础治疗后,牙周袋超过5 mm时,可行牙周手术治疗。

（3）修复治疗:如有需要拔除患牙,1个月局部义齿修复,3个月固定义齿修复。

（4）维护期治疗:定期复查防止复发,6~12个月复诊。

6.全口其他疾病的治疗设计：

牙周炎症控制后修复下颌缺失牙。

九、侵袭性牙周炎

（三个条件,一个是年轻、二是重、三是特殊牙位,诊断要分类）

侵袭性牙周炎是发生在全身健康的年轻人、疾病进展快速、有家族聚集性的一类牙周炎,旧分类中也称为青少年牙周炎、快速进展性牙周炎,分为局限型和广泛型。

侵袭性牙周炎

【诊断依据】

1.**患病年龄不超过35岁,多为年轻人。**

2.**无明显全身疾病。**

3.**快速的附着丧失和骨吸收**;牙周组织破坏程度与年龄不一致,与局部刺激量也可不一致。

4.**多有家族聚集性。**

5.**局限型侵袭性牙周炎病变局限于第一恒磨牙或(和)切牙,其他患牙不超过两个,X线片显示第一恒磨牙牙槽骨近中吸收或"弧形吸收",前牙可为水平吸收。**

6.**广泛型侵袭性牙周炎病变不局限于第一恒磨牙或(和)切牙,其他患牙有3颗以上。**

【鉴别诊断】

1.慢性牙周炎:多见于成人,有附着丧失和牙槽骨吸收,病变程度与局部刺激量相一致,疾病进展缓慢。

2.Down综合征:常伴有智力低下,牙周病很重。

3.掌跖角化综合征:手掌和脚上有大量角化物,并有臭汗味,伴有牙周病。

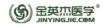

4.慢性龈炎:有牙龈炎症表现,但无附着丧失和牙槽骨吸收。

5.牙外伤:牙松动但有外伤史。

【治疗原则】

1.洁治、刮治、根面平整;局部冲洗上药。

2.辅助应用抗菌药物。

3.调整机体的防御功能。

4.建立平衡的𬌗关系,包括正畸矫治牙齿移位。

5.有需要拔除的牙(三度松动)拔除。

6.必要时手术治疗。

7.有牙列缺损的患牙,进行修复治疗。

8.牙周定期维护和防止复发,复查复治间隔期宜短。

实战演练

患者,男,17岁。刷牙出血,咀嚼无力1月余,检查切牙和第一磨牙松动Ⅰ度,切牙唇侧移位,牙周袋5~6 mm,第一磨牙牙周袋6 mm,菌斑指数和牙龈指数为1,探诊牙龈出血。X线片显示第一恒磨牙牙槽骨近中吸收,前牙可为水平吸收。

【答题要点】

1.诊断:

局限型侵袭性牙周炎。

2.诊断依据:

(1)男,17岁,刷牙出血,切牙和第一磨牙松动Ⅰ度。

(2)牙周袋5~6 mm,第一磨牙牙周袋6 mm,菌斑指数和牙龈指数为1。

(3)X线片显示第一恒磨牙牙槽骨近中吸收,前牙可为水平吸收。

3.鉴别诊断:

(1)慢性牙周炎:多见于成人,有附着丧失和牙槽骨吸收,病变程度与局部刺激量相一致,疾病进展缓慢。

(2)Down综合征:常伴有智力低下,牙周病很重。

(3)掌跖角化综合征:手掌和脚上有大量角化物,并有臭汗味,伴有牙周病。

(4)慢性龈炎:有牙龈炎症表现,但无附着丧失和牙槽骨吸收。

(5)牙外伤:牙松动但有外伤史。

4.治疗设计:

(1)洁治、刮治、根面平整;局部冲洗上药。

(2)辅助应用抗菌药物。

(3)调整机体的防御功能。

(4)牙周定期维护和防止复发,复查复治间隔期宜短。

(5)正畸治疗。

十、牙周脓肿

【诊断依据】牙周脓肿是牙周炎发生到晚期,出现深牙周袋后的一个常见伴发症状,它是位于牙周袋壁或深部牙周组织内的局限性化脓性炎症,一般为急性炎症,可

牙周脓肿

自行破溃排脓或消退,若不积极治疗,或反复急性发作,也可转化为慢性牙周脓肿。

1.急性牙周脓肿:急性牙周脓肿患者一般无明显全身症状,可有局部淋巴结肿大,或白细胞轻度增高。脓肿可发生在单个牙齿或多个牙齿,即多发性牙周脓肿,此时,患者痛苦较大,常伴全身不适。多数临床表现为触诊有波动感,病人主诉搏动性跳痛。

2.慢性牙周脓肿:一般无明显症状,可见牙龈表面有窦道开口,开口处可平坦或呈肉芽状,按压时可有少量脓液流出。叩痛不明显,可有咬合不适。

【鉴别诊断】主要与牙龈脓肿和牙槽脓肿鉴别。

1.牙龈脓肿:仅局限于龈乳头及龈缘,呈局限性肿胀,无牙周炎病史,无牙周袋,X线片无牙槽骨吸收。

2.牙槽脓肿:牙槽脓肿感染来源一般是牙髓病或根尖周病,无牙周炎病史,无牙周袋,无牙髓活力。

3.牙周-牙髓联合病变:不但有牙周病的牙槽骨吸收、牙齿松动、附着丧失,还有牙髓病的特点,包括牙髓炎和根尖炎特点。

【治疗设计】急性牙周脓肿的治疗原则是止痛、防止感染扩散以及脓液引流。

1.在初期脓液未形成前:

(1)洁治、刮治、根面平整,冲洗牙周袋,局部用药。

(2)全身抗生素或支持疗法。

(3)调𬌗。

(4)拔除不能保留的牙。

2.当脓液形成波动感后:

(1)可切开引流,用盐水或氯已定(洗必泰)含漱。

(2)对伸长牙齿或有咬合痛者,可调𬌗。

3.慢性牙周脓肿可基础治疗后进行牙周手术。

4.修复拔除的患牙。

5.定期复查,口腔卫生宣教。

病例分析

【病历摘要】

1.患者,男,52岁。

2.主诉:右上后牙松动,肿胀疼痛2天余。

3.现病史:2天来,右上后牙松动,牙龈持续性跳痛,牙齿伸长,牙床压痛,影响进食。

4.既往史:慢性牙周病10余年,未进行系统治疗。

5.全身情况:无。

6.家族史:无特殊。

7.检查: 6| 松动Ⅱ度,牙周袋约6 mm,腭侧牙龈红肿,压痛明显,扪诊有波动感,未见龋坏及牙体隐裂,牙髓活力测试正常,X线片可见牙槽骨混合吸收Ⅱ度。全口牙结石(+),牙龈红肿,探诊全口牙周袋4~6 mm,全口牙Ⅰ~Ⅱ度松动。体温36.5 ℃。

【答题要点】

1.诊断:

(1) 6| 急性牙周脓肿。

(2)慢性牙周炎。

2.诊断依据:

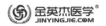

(1) 6| 急性牙周脓肿:

①2天来,右上后牙松动,牙龈持续性跳痛,牙齿伸长,牙床压痛,影响进食。

②慢性牙周病10余年,未进行系统治疗。

③6| 松动Ⅱ度,牙周袋约6 mm,腭侧牙龈红肿,压痛明显,扪诊有波动感,未见龋坏及牙体隐裂,牙髓活力测试正常。

④X线片可见牙槽骨混合吸收Ⅱ度。

(2) 慢性牙周炎:

①男,52岁。慢性牙周病10余年,未进行系统治疗。

②检查可见全口牙结石(+),牙龈红肿,探诊全口牙周袋4~6 mm,全口牙Ⅰ~Ⅱ度松动。体温36.5 ℃。

3.鉴别诊断:

(1)牙龈脓肿:仅局限于龈乳头及龈缘,呈局限性肿胀,无牙周炎病史,无牙周袋,X线片无牙槽骨吸收。

(2)牙槽脓肿:牙槽脓肿感染来源一般是牙髓或根尖周病,无牙周炎病史,无牙周袋,无牙髓活力。

(3)牙周-牙髓联合病变:不但有牙周病的牙槽骨吸收、牙齿松动、附着丧失,还有牙髓病的特点,包括牙髓炎和根尖炎特点。

4.治疗设计:

(1)急性牙周脓肿的治疗原则是止痛、防止感染扩散以及脓液引流。

①应急处理:脓肿切开引流。

②炎症消退后牙周病基础治疗(同下)。

(2)慢性牙周炎治疗。

①全口洁治、刮治、根面平整,局部冲洗上药。

②辅助应用抗菌药物。

③建立平衡的𬌗关系,包括正畸矫治牙齿移位。

④基础治疗后6~8周,牙周袋大于5 mm,手术治疗。

⑤牙周定期维护和防止复发,口腔卫生宣教。

实战演练

男,36岁。

主诉:右上后牙牙龈肿痛5天。

现病史:牙周洁治后右上后牙肿痛5天,伴牙浮起感。右下后牙龋病,2周前完成根管治疗。

既往史:否认全身系统性疾病及其他传染病、遗传病史,否认药物过敏史。

家族史:无特殊。

检查:右上6腭侧牙龈肿胀,腭侧中央探诊深度9mm,余位点探诊深度3mm-5mm,探诊出血,探及釉牙骨质界。牙髓活力测验同对照牙。右下67大面积白色暂封物,剩余牙体组织壁薄,叩痛(一),不松动,X线片示已根充,完善。余牙探及釉牙骨质界,全口探及龈下牙石。

1.诊断:

(1)主诉疾病:

右上6急性牙周脓肿

全口慢性牙周炎

（2）非主诉疾病：

右下 67 牙体缺损

2.主诉疾病的诊断依据：.

（1）起病急。

（2）牙龈肿胀隆起

（3）伴牙浮起感。

（4）深牙周袋,附着丧失。

（5）牙髓活力存在。

（6）探诊出血。

3.非主诉疾病的诊断依据：

（1）缺损大面积白色暂封物。叩痛(-),不松动。

（2）X 线片见根充恰填,根尖周无异常。

4.主诉疾病的鉴别诊断：

（1）牙龈脓肿:脓肿仅局限于牙龈,无牙周组织破坏,此不符合。

（2）牙槽脓肿:牙髓无活力,根尖周可有骨质破坏。

5.主诉疾病的治疗原则：

（1）口腔卫生宣教。

（2）切开引流,局部冲洗上药。

（3）必要时全身用药或支持疗法

（4）急性期后牙周基础治疗。

（5）牙周维护治疗。

6.全口其他疾病的治疗设计：

右下 67 桩核全冠修复

十一、牙周-牙髓联合病变（助理不考）

牙周-牙髓
联合病变

牙周-牙髓联合病变是指同一颗牙并存牙周病变和牙髓病变,且互相融合连通。**感染可源于牙髓,也可源于牙周,或两者独立发生,相互影响。**

【临床表现】

1.源于牙髓:**逆行性牙周炎（就是从牙髓到根尖炎症顺着牙周膜扩散,从而影响牙周）。**

本类型的共同特点是：

（1）**牙髓无活力,或活力异常。**

（2）牙周袋和根分叉区病变局限于个别牙或牙的局限部位,邻牙的牙周组织基本正常或病变轻微。

（3）与根尖周病变相连的牙周骨质破坏,呈烧瓶型。

2.源于牙周:逆行性牙髓炎（牙周病变引起牙髓的病变）。

（1）逆行性牙髓炎：

①牙髓有明显的激发痛等牙髓症状,或典型的急性牙髓炎症状。

②检查可见:患牙有深达根尖区的牙周袋或严重的牙龈退缩,牙一般松动达Ⅱ度以上。

（2）长期存在的牙周病变引起牙髓的慢性炎症、变性、钙化甚至坏死。

检查:深牙周袋,可能尚未表现出牙髓症状,牙髓温度测验反应异常。

3.牙周病变与牙髓病变并存。

发生于同一颗牙上各自独立的牙髓和牙周病变,当病变发展到严重阶段时,两者互相融合和影响。

【诊断】

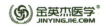

牙周症状:就是牙周袋、牙槽骨吸收、附着丧失、牙龈出血。

牙髓症状:牙髓炎和根尖炎。

同时具有深牙周袋等牙周表现和牙髓异常或根尖周病变的表现,即可诊断。

【鉴别诊断】

所有的疼痛都可以应用.

1.牙髓炎:只有牙髓炎症状,没有牙周病症状。

2.根尖炎:只有根尖炎症状,没有牙周炎症状。

3.三叉神经痛:有扳机点,没有牙髓和牙周的症状。

4.上颌窦炎:有鼻塞发热等全身症状,没有牙髓和牙周的症状。

5.龈乳头炎:有龈乳头肿胀、冷热刺激症状,但牙髓活力正常,没有牙周症状。

6.牙龈炎:没有牙髓症状。

7.牙周炎:只有牙周炎症状,没有牙髓症状。

8.侵袭性牙周炎:没有牙髓症状,有牙周症状。

【治疗原则】

预后取决于牙周的破坏程度,牙髓有急症时先应急处理,同时进行牙周的同步治疗,查清病源,以确定治疗的主次。在不能确定的情况下,死髓牙先做根管治疗,再配合牙周治疗;活髓牙则先做系统的牙周治疗和调拾,若疗效不佳,再视情况行牙髓治疗。

1.应尽量找出原发病变,积极地处理牙周、牙髓两方面的病灶,彻底消除感染源。

2.由根尖周病变引起牙周病变的患牙尽早进行根管治疗。病程短者,单纯进行根管治疗后,牙周病变即可完全愈合。若病程长久,牙周袋已存在多时,则应在根管治疗的同时实施常规的牙周治疗,消除袋内的感染,促使牙周组织愈合。

3.由牙周病变引起牙髓病变的患牙,对一些病程长且反复急性发作、袋很深、根分叉区受累的患牙,或虽经彻底的牙周治疗仍效果不佳者,应采用多种手段检测牙髓的活力,以确定是否须进行牙髓治疗。因此对牙周袋较深而牙髓活力虽尚存但已迟钝的牙齿,不宜过于保守,应同时做牙髓治疗,这有利于牙周病变的愈合。

4.预后根尖周的病损经完善的根管治疗后大多预后较好;而牙周病损疗效的预测性则不如牙髓病。因此牙周-牙髓联合病变的预后在很大程度上取决于牙周病损的预后。

5.如牙齿不能保留可考虑拔牙。

实战演练

患者,女,30岁。右下后牙疼痛3天。检查 5| 牙体未见异常,牙龈红肿,有真性牙周袋形成,冷热刺激痛,叩(+)。X线片显示 5| 根尖周呈烧瓶状阴影,有牙槽骨吸收。

【答题要点】

1.诊断:

5| 牙周-牙髓联合病变。

2.诊断依据:

(1)右下后牙疼痛3天, 5| 牙体未见异常。

(2)牙龈红肿,有真性牙周袋形成,冷热刺激痛,叩(+)。

(3)X线片显示 5| 根尖周呈烧瓶状阴影,有牙槽骨吸收。

3.鉴别诊断:

（1）牙髓炎：只有牙髓炎症状，没有牙周病症状。

（2）根尖炎：只有根尖炎症状，没有牙周炎症状。

（3）三叉神经痛：有扳机点，没有牙髓和牙周的症状。

4.治疗设计：

预后取决于牙周的破坏程度，牙髓有急症时先应急处理，同时进行牙周的同步治疗。

（1）$\overline{5}$ 根管治疗。

（2）$\overline{5}$ 牙周治疗。

十二、复发性口腔溃疡

复发性口腔溃疡

（见到反复发作的溃疡就可诊断，但注意细分类）

【诊断依据】

复发性口腔溃疡，临床特点："红、黄、凹、痛"，有复发性、周期性和自限性。临床分类为：**轻型口疮、重型口疮、口炎型口疮**。区别如下：

名称	疱疹样复发性阿弗他溃疡（口炎型口疮）	轻型口疮	重型口疮（腺周口疮）
所占比例	5-10%	75-85%	10-15%
好发部位	唇、舌、颊、软腭等无角化或角化较差的黏膜	唇、舌、颊、软腭等无角化或角化较差的黏膜	初始好发于口角，其后于舌腭弓、软硬腭交界处
病损特点	**溃疡直径较小，约2 mm，溃疡数目多可达十几个或几十个，散在分布，似"满天星"**	圆形或椭圆形，直径5~10 mm。一般为3~5个，散在分布，7~10天溃疡愈合	**溃疡大而深，似"弹坑"，直径可大于1 cm，通常是1~2个溃疡，疼痛剧烈**
愈后有无瘢痕	无	无	**可留瘢痕**
有无全身症状	可伴有头痛、低热等全身不适、病损局部的淋巴结肿痛	无	常伴低热乏力等全身不适症状和腺周口疮病损局部区域的淋巴结肿痛

实践技能要求：能区分即可，区别点大小和数量，这个阶段不需要记别名。

【鉴别诊断】

1.创伤性溃疡：局部可发现刺激因素，溃疡形态与刺激因素相吻合，去除刺激因素即可很快愈合，没有复发性。

2.结核性溃疡：有结核病史或结核病接触史，典型损害为鼠啮状溃疡，基底呈粟粒状，无硬结，边缘不整，表面有污秽假膜，溃疡长期不愈，局部使用抗生素药膜无效，病理检查可见特征性的结核结节。

3.癌性溃疡：在口内无刺激因素，无口腔溃疡反复发作史，溃疡深而大，呈菜花样，基底及边缘硬，有浸润，溃疡持久不愈，病变进展迅速。淋巴结可有肿大甚至坚硬粘连，病理检查可见癌细胞。

4.白塞病：**白塞病除口腔溃疡外，可同时或先后出现眼、皮肤、生殖器或其他系统的病损。**

5.手口病：**手足口不但有口腔溃疡还有手和足的溃疡。**

【治疗设计】

1.局部治疗抗炎、镇痛，促进愈合。

常用各种药膜、含漱剂、中药散剂等。对于持久不愈、病损较大的溃疡可用激素注射。

2.全身治疗：

（1）糖皮质激素

（2）免疫调节药和免疫增强药。

（3）免疫抑制药。

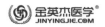

(4)其他药物:对营养不良或消化不良患者可补充维生素和微量元素。

(5)中医中药。

病例分析

【病历摘要】

1.患者,女,35岁,某企业骨干,未婚。

2.主诉:反复发生口腔溃烂2年余。

3.现病史:2年来口腔内反复发生溃烂,且部位不断变化,发作间隙半个月到1个月,发作时疼痛明显,影响进食,10 d左右愈合。近4 d舌部出现破溃,疼痛明显,影响进食。工作压力大,晚上休息差。

4.口腔检查:舌左侧缘有1个直径2 mm的表浅溃疡,周边红,溃疡表面覆盖淡黄色假膜,溃疡面微凹陷,触痛明显。口内其他检查未见异常。

【答题要点】

1.诊断:复发性口腔溃疡(轻型)。

2.诊断依据:

(1)女,35岁,某企业骨干,未婚,2年来口腔内反复发生口腔溃烂,且部位不断变化,发作间隙半个月到1个月,发作时疼痛明显,影响进食,10 d左右愈合。

(2)近4 d舌部出现破溃,疼痛明显,影响进食。工作压力大,晚上休息差。

(3)口腔检查:舌左侧缘有1个直径2 mm的表浅溃疡,周边红,溃疡表面覆盖淡黄色假膜,溃疡面微凹陷,触痛明显。

(4)口内其他检查未见异常。

3.鉴别诊断(选3~4个):

(1)手足口:不但有口腔溃疡,还有手和足的溃疡。

(2)白塞病:不但有口腔黏膜的溃疡,还有手和生殖器的溃疡。

(3)创伤性溃疡:溃疡常发生于邻近或接触机械刺激因子的部位,无复发性和自限性。溃疡发展缓慢,故疼痛不明显。刺激去除后溃疡可愈合。

(4)结核性溃疡:初起为无痛性小结节,溃疡扩大后表现为界限清楚,边缘微隆呈鼠啮状向中央卷曲的形态特征,底部可见暗红色的桑葚样肉芽肿,常并发肺部结核感染。

(5)癌性溃疡:老年多见,呈菜花状,基底硬结,淋巴结坚硬粘连。

4.治疗设计:

(1)局部治疗抗炎、镇痛,促进愈合。

常用各种药膜、含漱剂、中药散剂等。

(2)全身治疗:

①糖皮质激素

②免疫调节药和免疫增强药。

③免疫抑制药。

④其他药物:对营养不良或消化不良患者可补充维生素和微量元素。

⑤中医中药。

第五考站

实战演练

男,49 岁。

主诉:右下后牙牙龈肿痛 3 天,伴下唇溃疡 2 天。

现病史:3 天来右下后牙牙龈肿胀、疼痛,伴牙松动,略有浮起感。下唇溃疡 2 天。1 年来口腔反复溃疡,2~3 个月发作一次,每次约 1~2 个,绿豆大小,疼痛明显,约 7~10 天自行愈合。否认眼病、外阴部溃疡及皮肤病史。

既往史:否认全身系统性疾病及其他传染病史。否认药物过敏史。

个人史:吸烟 10 年,每天 1 包。

家族史:父亲有口腔溃疡复发病史。

检查:右下 6 颊侧牙龈发红、局限性隆起、水肿、发亮。近中探诊深度 9mm,余位探诊深度 4mm-6mm,探及釉牙骨质界,探诊出血。根分叉病变Ⅱ度,牙髓活力测验同对照牙。右下 5 远中𬌗面、右下 7 𬌗面,银汞充填体密合,牙髓活力测验同对照牙。

【答题要点】

1.诊断:

(1)主诉疾病:

①右下 6 急性牙周脓肿

②慢性牙周炎

③轻型口疮

2.主诉疾病的诊断依据:

(1)急性牙周脓肿、慢性牙周炎

①牙龈肿胀隆起、探诊出血。

②深牙周袋、附着丧失。

③牙髓活力存在。

(2)轻型口疮

①溃疡绿豆大小,周围充血、疼痛明显。

②反复发作且具有自限性溃疡病史和家族史。

③无外阴部溃疡、皮肤及眼部病史。

3.该患者牙龈疾病的鉴别诊断:

(1)牙龈脓肿:脓肿仅局限于龈乳头及龈缘,无牙周组织破坏。

(2)牙槽脓肿:牙髓无活力,根尖周可有骨质破坏。

4.该患者轻型口疮的鉴别诊断:

(1)手足口病:不但有口腔溃疡还有手和足的溃疡。

(2)白塞病:有生殖器的溃疡。

(3)创伤性溃疡:常发生于邻近或接触机械刺激因子的部位,刺激去除后可愈合。

5.主诉疾病的治疗原则:

(1)右下 6 切开引流,局部冲洗、上药。

(2)必要时全身用药或支持疗法。

(3)急性期后牙周基础治疗(口腔卫生宣教,洁治、龈下刮治及根面平整)。

(4)右下 6 必要时牙周手术。

(5)寻找导致溃疡的相关诱因,去除可能的致病因素,尽可能延长溃疡发作间隔时间。

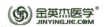

(6) 局部消炎、止痛、促进溃疡愈合。

(7) 全身治疗：糖皮质激素、免疫调节与增强药、补充维生素、中医中药。

十三、口腔念珠菌病

口腔念珠菌病

（见到菌丝孢子、微小脓肿就能确定是这个病，但一定注意分类）

【诊断依据】

口腔念珠菌病的病原体主要是白色念珠菌，该真菌是一种条件致病菌。**念珠菌病的诊断依据是镜下可见菌丝或孢子、镜下角化层可见微小脓肿。**

具体分型如下：急性假膜型、急性萎缩型、慢性肥厚型、慢性萎缩型。

名称	特征性标志	临床表现
急性假膜型 （鹅口疮）	新生儿，色白如雪	损害区黏膜充血，有散在的**色白如雪**的柔软小斑点，如帽针头大小，患儿烦躁不安、啼哭、哺乳困难，有时有轻度发热，全身反应一般较轻
急性萎缩型 （红斑型）	广谱<u>抗生素长期应用</u>	黏膜充血、糜烂及舌背乳头呈**团块萎缩**，周围舌苔增厚
慢性肥厚型 （增殖型）	对称地位于口角内侧三角区，呈结节状	**本型的颊黏膜病损，常对称地位于口角内侧三角区，呈结节状或颗粒状增生**
慢性萎缩型 （红斑型）	<u>戴义齿的患者</u>	义齿承托区黏膜广泛发红，形成鲜红色弥散红斑。红斑表面可有颗粒增生。舌背乳头可萎缩，舌质红

【鉴别诊断】

1. 白斑：白色斑块状，无菌丝和孢子。

2. 红斑：病损柔软，色鲜红，直接镜检一般无菌丝和芽孢。

3. 扁平苔藓：中年女性，两颊部对称的为珠光白色条纹，显网纹状、条索状、斑块状分布，不易擦去，可出现水疱或糜烂，此时出现刺痛或灼痛。直接镜检一般无菌丝和芽孢。

4. 红斑狼疮：一般发生在下唇，中心凹陷，四周呈放射状，面部可见蝴蝶斑、角质栓塞，直接镜检一般无菌丝、孢子。

【治疗设计】

1. 去除诱发因素，如停用抗生素、正确佩戴义齿等。

2. 局部可用 2% 碳酸氢钠液含漱，50 万 U 制霉菌素片含化，每日 3 次。亦可用抗真菌软膏口内涂布。义齿可用 5% 碳酸氢钠液或 0.2% 氯已定溶液浸泡。

3. 全身用药包括口服酮康唑、氟康唑等药。

4. 慢性肥厚型白色念珠菌性口炎怀疑为癌前病变时应手术切除。

病例分析

【病历摘要】

1. 患者，男，65 岁。

2. 主诉：舌部疼痛 17 d。

3. 现病史：半个月前舌头灼痛，近 12 d 疼痛明显加重，影响进食。

4. 既往史：因肺部感染，大量应用抗生素 4 个月（药名不详）。

5. 口腔检查：舌背正中可见边界清楚的乳头萎缩区；似上皮剥脱，周围为舌苔，触痛明显。

6. 实验室检查：舌背部涂片镜检可见菌丝和芽孢。

【答题要点】

1.诊断:急性萎缩型白色念珠菌性口炎。

2.诊断依据:

(1)男,65岁,半个月前舌头灼痛,近12 d疼痛明显加重,影响进食。

(2)既往史:因肺部感染,大量应用抗生素4个月。(药名不详)

(3)口腔检查:舌背正中可见边界清楚的乳头萎缩区;似上皮剥脱,周围为舌苔,触痛明显。

(4)实验室检查:舌背部涂片镜检可见菌丝和芽孢。

3.鉴别诊断:

(1)白斑:白色斑块状无菌丝和孢子。

(2)红斑:病损柔软,色鲜红,直接镜检一般无菌丝和芽孢。

(3)扁平苔藓:中年女性,两颊部对称的为珠光白色条纹,显网纹状、条索状、斑块状分布,不易擦去,可出现水疱或糜烂,此时可出现刺痛或灼痛。直接镜检一般无菌丝和芽孢。

(4)红斑狼疮:一般发生在下唇,中心凹陷,四周呈放射状,面部可见蝴蝶斑、角质栓塞,直接镜检一般无菌丝和芽孢。

4.治疗设计:

(1)停用抗生素。

(2)最重要的是保持口腔的碱性环境,局部使用氯已定溶液、2%碳酸氢钠液含漱。

(3)全身抗真菌治疗:全身服用制霉菌素、酮康唑等抗真菌药。

实战演练

女,13岁。

主诉:左上前牙自发痛2天,口内白膜1天。

现病史:左上前牙近2天来自发痛,夜间痛。口服消炎药疼痛无明显缓解,1天前口内出现白膜。

既往史:平时体质弱,否认全身系统性疾病及传染病、遗传史。否认药物过敏史。

家族史:无特殊。

检查:左上2近中邻面龋深,探痛,叩痛(一),不松动,冷测持续性疼痛,牙龈未见异常。X线示左上2龋深及髓。右上1近中邻面、左上1近远中邻面龋深,探诊不敏感,叩痛(一),不松动,冷测同对照牙,牙龈未见异常。上唇黏膜白色伪膜用力可擦去。实验室检查:涂片检查可见菌丝孢子。

【答题要点】

1.诊断:

(1)主诉疾病:

①左上2急性牙髓炎

②鹅口疮

(2)非主诉疾病:左上1右上1深龋

2.主诉疾病的诊断依据:

1.左上2急性牙髓炎

(1)病史:自发痛。

(2)临床检查:龋洞,探痛,冷测疼痛持续。

(3)根尖片见龋深及髓。

2.鹅口疮

(1)唇黏膜可见凝乳状白色伪膜,用力可擦去。

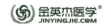

（2）涂片可见菌丝孢子。

3.主诉疾病的鉴别诊断：

（1）左上2急性牙髓炎

①可复性牙髓炎：无疼痛或冷、热刺激痛。冷测一过性疼痛，很快消失。

②急性根尖周炎：叩痛（++），松动，牙龈充血。X线片示：根尖区根周膜间隙增宽或低密度影。

（2）鹅口疮

①球菌性口炎（膜性口炎）

黏膜充血水肿明显，见成片灰色假膜，表面光滑致密，擦去假膜，见溢血糜烂面。区域淋巴结肿大压痛，可伴有发热等全身症状。

4.主诉疾病的治疗原则：

（1）左上2根管治疗。左上2复合树脂粘结修复或桩核冠修复。

（2）2%-4%碳酸氢钠溶液漱口。

（3）制霉菌素甘油涂擦。

（4）全口其他疾病的治疗设计：

左上1、右上1复合树脂粘结修复。

十四、口腔白斑病（助理不考）

（实践技能就两个黏膜病，一个扁平苔藓，一个白斑，白斑定义就是不能诊断为其他的，所以考试时排除扁平苔藓即可，分型要适当考虑）

【诊断依据】

口腔黏膜白斑是发生在口腔黏膜的白色斑块，临床和组织病理学上不能诊断为其他疾病，不应包括上腭的烟草性过角化及其他局部刺激因素引起的单纯性过角化。白斑是一种癌前病变。吸烟、局部理化刺激、白色念珠菌以及全身因素与白斑有密切的关系。临床表现为：

均质型	白色或灰白色的均质型较硬的斑块，表面呈皱纸状，或出现细小裂纹。无自觉症状，或有粗涩感（斑块型、皱纹纸型）
颗粒型	白色损害呈颗粒状突起，致黏膜表面不平整，病损间黏膜充血，似有小片状或点状糜烂，患者可有刺激痛。多数可查到白色念珠菌感染
疣状型	隆起，表面高低不平，伴有乳头状或毛刺状突起，触诊微硬，基底无明显硬结
溃疡型	增厚的白色斑块上，有糜烂或溃疡，可有或无局部刺激因素

口腔黏膜白斑好发部位为颊，唇次之，舌、口角区、前庭沟、腭、牙龈也有发生。患者主观症状简单，如粗糙感、刺痛、味觉减退、局部发硬、有溃烂时出现自发痛及刺激痛。双颊白斑最多见，往往位于咬合线处，宽约1 cm，有的延及口角，在口角1 cm处为唇联合区，该区白斑应警惕恶变，特别是伴有白色念珠菌感染者。唇部白斑常位于患者衔烟的习惯部位，上下唇均可见，但以下唇明显。

【鉴别诊断】

1.迷脂症：迷脂症是**异位皮脂腺**，错生在唇颊黏膜上，而形成的一种无主观症状的疾病。表现为唇部、颊部黏膜上针头大小、孤立的淡黄色或淡白色球形隆起或扁平丘疹，触之粗糙，一般无自觉症状。

2.红斑：病损柔软，色鲜红。

3.扁平苔藓：中年女性，两颊部对称的为珠光白色条纹，显网纹状、条索状、斑块状分布，不易擦去，可出现水疱或糜烂，此时出现刺痛或灼痛。

4.红斑狼疮：一般发生在下唇，中心凹陷，四周呈放射状，面部可见蝴蝶斑、角质栓塞。

5.梅毒黏膜斑：**Ⅱ期梅毒黏膜斑**可与皮肤梅毒疹同时存在，可检查出梅毒病。

【治疗设计】

1.去除刺激因素,如戒烟、禁酒、少吃烫、辣食物等。残根、残冠、不良修复体也应除去。更换金属,避免不同金属修复体间的电流刺激。

2.局部涂药:0.1%~0.3%维甲酸软膏局部涂布,但不适用于充血、糜烂的病损。50%蜂胶生物制品复合药膜局部治疗白斑有效。白斑局部可用鱼肝油涂擦,也可内服鱼肝油,或用维生素 A 5 万 U/d。局部可用维甲酸衍生物 RAⅡ号(维胺酸)涂擦,浓度以 1% 较适宜。白斑局部用 10% 维生素 C 或活血化瘀中药提取液做离子透入亦有一定的疗效。

3.服用中药。

4.切除:对白斑在治疗过程中如有增生、硬结、溃疡等改变时,应及时手术切除活检。

5.中医辨证施治。

6.定期复查。

病例分析

【病历摘要】

1.患者,男,47 岁。

2.主诉:下唇有白色斑块 3 个月余。

3.现病史:3 个月前患者发现下唇右侧有白色斑块,擦不掉,无疼痛,无明显隆起,未发生过溃疡。

4.既往史:有大量吸烟史,全身其他系统无异常。

5.口腔检查:下唇右侧唇红中外 1/3 处有 1 个 2 mm 直径的白色斑块,无法擦去,无触痛,不隆起,基底软,无硬结,周边不红。口内其他检查无异常。

【答题要点】

1.诊断:斑块型白斑(下唇)。

2.诊断依据:

(1)男,47 岁。3 个月前患者发现下唇右侧有白色斑块,擦不掉,无疼痛,无明显隆起,未发生过溃疡。

(2)既往史:有大量吸烟史,全身其他系统无异常。

(3)口腔检查可见下唇右侧唇红中外 1/3 处有 1 个 2 mm 直径的白色斑块,无法擦去,无触痛,不隆起,基底软,无硬结,周边不红。

(4)口内其他检查无异常。

3.鉴别诊断:

(1)迷脂症:迷脂症是皮脂腺异位,错生在唇颊黏膜上,而形成的一种无主观症状的疾病。表现为唇部、颊部黏膜上针头大小、孤立的淡黄色或淡白色球形隆起或扁平丘疹,触之粗糙,一般无自觉症状。

(2)红斑:病损柔软,色鲜红。

(3)扁平苔藓:中年女性,两颊部对称的为珠光白色条纹,显网纹状、条索状、斑块状分布,不易擦去,可出现水疱或糜烂,此时出现刺痛或灼痛。

(4)红斑狼疮:一般发生在下唇,中心凹陷,四周呈放射状,面部可见蝴蝶斑、角质栓塞。

4.治疗设计:

(1)去除刺激因素,如戒烟。

(2)局部涂药:0.1%~0.3%维甲酸软膏局部涂布,但不适用于充血、糜烂的病损。50%蜂胶生物制品复合药膜局部治疗白斑有效。白斑局部可用鱼肝油涂擦,也可内服鱼肝油,或用维生素 A 5 万 U/d。局部可用维甲酸衍生物 RAⅡ号(维胺酸)涂擦,浓度以 1% 较适宜。白斑局部用 10% 维生素 C 或活血化瘀中药提取液做离子透入亦有一定的疗效。

(3)服用中药。

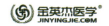

(4)中医辨证施治。

(5)定期复查。

实战演练

患者,男,59岁。主诉:左颊部白色斑块1个月。于1个月前发现左颊部有白色斑块,擦不掉,无疼痛,无明显隆起,未发生过溃疡。患者每天吸烟2包,全身无其他系统疾病。检查:左颊部黏膜有1个2 mm直径的病损,呈灰白色,略高于黏膜面,触诊病损黏膜较硬。全口大量牙石,牙龈红肿,探诊出血,深牙周袋,有附着丧失,X线片显示有牙槽骨吸收。

【答题要点】

1.诊断:

(1)主诉疾病:斑块型白斑(颊部)。

(2)非主诉疾病:慢性牙周炎。

2.主诉疾病的诊断依据:

(1)1个月前发现左颊部有白色斑块,擦不掉,无疼痛,无明显隆起,未发生过溃疡。

(2)有大量吸烟史,全身其他系统无异常。

(3)左颊部黏膜有1个2 mm直径的病损,呈灰白色,略高于黏膜面,触诊病损黏膜较硬。

3.非主诉疾病的诊断依据:

(1)全口大量牙石,牙龈红肿,探诊出血,深牙周袋,有附着丧失。

(2)X线片显示有牙槽骨吸收。

4.主诉疾病的鉴别诊断:

(1)迷脂症:迷脂症是**皮脂腺异位**,错生在唇颊黏膜上,而形成的一种无主观症状的疾病。表现为唇部、颊部黏膜上针头大小、孤立的淡黄色或淡白色球形隆起或扁平丘疹,触之粗糙,一般无自觉症状。

(2)红斑:病损柔软,色鲜红。

(3)扁平苔藓:中年女性,两颊部对称的为珠光白色条纹,显网纹状、条索状、斑块状分布,不易擦去,可出现水疱或糜烂,此时出现刺痛或灼痛。

(4)红斑狼疮:一般发生在下唇,中心凹陷,四周呈放射状,面部可见蝴蝶斑、角质栓塞。

5.主诉疾病的治疗设计:

(1)去除刺激因素如戒烟。

(2)局部涂药:0.1%~0.3%维甲酸软膏局部涂布,但不适用于充血、糜烂的病损。50%蜂胶生物制品复合药膜局部治疗白斑有效。白斑局部可用鱼肝油涂擦,也可内服鱼肝油,或用维生素A 5万U/d。局部可用维甲酸衍生物RAⅡ号(维胺酸)涂擦,浓度以1%较适宜。白斑局部用10%维生素C或活血化瘀中药提取液做离子透入亦有一定的疗效。

(3)服用中药。

(4)中医辨证施治。

(5)定期复查。

6.全口其他疾病的治疗设计:

(1)口腔卫生指导。

(2)牙周治疗。

(3)牙周刮治和根面平整。

(4)维护治疗。

口腔扁平苔藓

十五、口腔扁平苔藓(助理不考)

【诊断依据】

扁平苔藓是一种伴有慢性浅表性炎症的皮肤—黏膜角化异常性疾病。皮肤及黏膜可单独或同时发病。特点:中年女性,两颊部对称,由点状白色小丘疹组成特有的网格状条纹。多见。

1.口腔黏膜:

(1)糜烂型:白色病损外,纹线间及周围黏膜发生充血、糜烂、溃疡。

(2)非糜烂型:纹线间及病损周围黏膜无充血糜烂、患者多无症状。

①网状:灰白色花纹交织成网状。

②环状:灰白色小丘疹组成环形,半环形条纹。

③斑块:斑块大小不一,好发于舌背。舌乳头萎缩形成表面光滑的白色斑块。

④水疱:疱周围有斑纹或丘疹,疱破溃可形成糜烂面。

2.皮肤病损:皮肤病损扁平丘疹微高出皮肤表面,丘疹可见白色小斑点或浅的网状白色条纹,称为Wickham 纹。

3.指(趾)甲病损:指(趾)甲病损甲部增厚或变薄。甲部扁平苔藓最多见于拇指(蹞趾),甲板常有纵沟及变形。

4.生殖器:可见网状条纹如想确诊需通过活检确诊。

【鉴别诊断】

1.盘状红斑狼疮:好发于下唇唇红,圆形或椭圆形红斑,中央凹陷,周围有白色放射样花纹。鼻部"蝴蝶斑"为典型表现,直接免疫荧光有"狼疮带"存在。

2.白斑:白色斑块,无皮肤、生殖器和指甲的表现,病理检查有重要意义。

3.口腔红斑:天鹅绒样的红。常有上皮异常增生或是原位癌。

4.天疱疮:有皮肤和黏膜的疱产生,一搓疱就起,一推疱就走(尼氏征阳性)。揭皮实验阳性。

5.迷脂症:属皮脂腺异位,唇、颊黏膜多见,表现为黏膜散在或成簇状淡黄色或黄白色斑疹或丘疹,一般无自觉症状。

【治疗设计】

尚无满意疗法,应消除精神紧张,治疗慢性病灶,生活力求规律。

1.无症状者不需处理,定期观察。

2.局限的糜烂性病变可在糜烂基底处注射激素、局部漱口水含漱。

3.广泛糜烂可用全身治疗:激素、氯喹、雷公藤。

4.长期未愈的溃疡或组织学表现为非典型上皮增生的病变可做手术切除。

5.中医辨证论治。

实战演练

患者,女,35 岁。发现舌背白色病损 4 个月,检查发现其舌背左侧约0.5 cm×0.5 cm白色角化病损,边界不清楚,表面光滑。患者发病前有精神创伤史,下肢皮肤有多角形紫红色丘疹,表面 Wickham 纹。

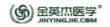

【答题要点】

1.诊断：

扁平苔藓。

2.诊断依据：

（1）舌背白色病损4个月，检查发现其舌背左侧约0.5 cm×0.5 cm白色角化病损，边界不清楚，表面光滑。

（2）有精神创伤史。

（3）下肢皮肤有多角形紫红色丘疹，表面Wickham纹。

3.鉴别诊断：

（1）**盘状红斑狼疮**：**好发于下唇唇红，圆形或椭圆形红斑**，中央凹陷，周围有白色放射样花纹。**鼻部"蝴蝶斑"为典型表现**，直接免疫荧光有"狼疮带"存在。

（2）白斑：白色斑块，无皮肤、生殖器和指甲的表现，**病理检查有重要意义**。

（3）口腔红斑：**天鹅绒样的红**。常有上皮异常增生或是原位癌。

4.治疗设计：无症状密切观察。

（1）无症状者不需处理，定期观察。

（2）如局限的糜烂性病变可在糜烂基底处注射激素、局部漱口水含漱。

（3）如广泛糜烂可用全身治疗：激素、氯喹、雷公藤。

（4）如恶变，手术切除。

十六、牙外伤

牙外伤

【诊断依据】

1.牙外伤：

急性损伤有牙周膜损伤、牙脱位和牙折等。

2.临床表现：

（1）牙折：包括釉质、牙本质、牙髓损伤。可出现疼痛、过敏，强烈的触痛等。

（2）牙周膜震荡：

①患牙牙齿轻微酸痛感，可有对冷刺激一过性敏感症状。

②牙冠完整，通常不伴牙体组织的缺损。

③轻微松动或不松动，无移位。垂直向或水平向叩痛（±）~（+）。龈缘还可有少量出血。表明有牙周膜损伤。

④温度测验可为一过性敏感症状，若做牙髓活力测试，从略敏感到无反应不一。

⑤X线片表现正常或根尖牙周膜增宽。

（3）牙脱位：牙脱位是指牙齿受外力作用而偏离，以致脱离牙槽窝者（X线片是标准）。

脱位可分为部分脱位和完全脱位。根据外力方向，部分脱位又可分为：

①**脱出性脱位**：**牙齿脱出**；可见牙齿完全离体或仅有少许软组织相连，**牙槽窝内空虚**。

②**嵌入性脱位**：**牙齿向根尖方向嵌入**；牙齿向深部嵌入，临床牙冠变短，其咬合面或切缘低于正常牙。**X线片显示牙根尖与牙槽窝无明显间隙，根尖周膜间隙消失**。

③**侧向性脱位**：**牙齿向唇（舌）向移位**。因患牙伸长而出现咬合障碍。X线片显示牙根尖与牙槽窝的间隙明显增宽。

（4）牙折：

①冠折：又可分为露髓和未露髓两大类。

②根折：根尖1/3、根中1/3、颈1/3。

③冠根折：可累及牙釉质、牙本质、牙骨质、牙髓暴露，敏感。

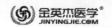

冠折	冠折漏髓	冠折未漏髓
根折(X 线片确定)	根尖 1/3(轻度或不松动)	根中 1/3、近龈 1/3
冠根折	斜行冠根折多见	

【鉴别诊断】

相互鉴别即可。

1.冠折有创伤史,牙冠部牙釉质、牙本质折裂,如未露髓只有牙齿敏感症状。已露髓者则可见粉红色穿髓点,探之疼痛明显。

2.根折有创伤史,牙齿有不同程度的疼痛及松动,越近牙颈部疼痛及松动越明显,可借助 X 线片进行诊断。

【治疗设计】

1.牙震荡:

(1)1~2 周内应使患牙休息。单纯牙周膜损伤、牙松动者,可在局麻下调合,加牙间结扎固定。

(2)受伤后 1 个月、3 个月、6 个月、12 个月应进行定期复查。

2.冠折:

(1)缺损少,牙本质未暴露的冠折,可将锐缘磨光。

(2)牙本质已暴露,并有轻度敏感者,可行脱敏治疗。

(3)敏感较重者,用临时塑料冠,内衬氧化锌丁香油黏固剂,待有足够修复性牙本质形成后(6~8 周),再用复合树脂修复牙冠形态。

(4)牙髓已暴露的前牙,对牙根发育完成者应用牙髓摘除术;对年轻恒牙应根据牙髓暴露多少和污染程度做活髓切断术,以利于牙根的继续发育。

(5)牙冠的缺损,可用复合树脂修复或用人工冠修复。

3.根折的治疗:

(1)首先应是促进其自然愈合,即使牙齿似乎很稳固,也应尽早用夹板固定,以防活动。

(2)根尖 1/3 折断,调𬌗固定。

(3)根中 1/3 折断,考虑根管治疗后根管钉穿插固定。

(4)颈 1/3 折断,考虑剩余牙根的多少,足够长的话,可采取根管的治疗后牵引或是正畸牵引后进行桩冠修复,如果牙根过短,可拔除。

(5)有时可试行根管治疗术后,做牙体半切除术或截根术。

4.冠根折:

凡可做牙髓治疗的后牙冠根折,均应尽可能保留。治疗后加固位钉,再做桩核以全冠修复;也可在根管治疗术后,做覆盖义齿。对于前牙的冠根折,可参考与口腔相通的牙颈部根折的治疗原则处理。

5.牙脱位:

保存患牙是治疗牙脱位应遵循的原则。

(1)部分脱位应在局麻下进行复位,结扎固定 4 周,术后 3 个月、6 个月、12 个月进行复查,若牙髓坏死及时做根管治疗。

(2)嵌入性牙脱位复位后2 周应做根管治疗。对于年轻恒牙,不可强行拉出,任其自然萌出,半年内能萌出到原来位置。

(3)牙齿完全脱位应做牙再植术。(2 小时内即刻再植,若超过 2 小时,则体外根管治疗后再植)

6.并发牙槽突损伤:可在复位后行牙间结扎或颌间结扎固定。

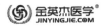

病例分析

【病历摘要】

1.患者,男,19岁。

2.主诉:左上前牙因跌倒受伤2天。

3.现病史:2天前因打球时不慎跌倒,上前牙受伤,疼痛明显,牙齿部分缺损,影响进食。

4.口腔检查:|1 牙冠折断达冠长的2/3,松动(-),叩诊(+),牙髓外露。张闭口及咬合关系正常。上前牙牙槽骨无异常松动。X线片显示无根折。

【答题要点】

1.诊断:|1 牙齿外伤(冠折露髓)。

2.诊断依据:

(1)男,19岁,2天前因打球时不慎跌倒,上前牙受伤,疼痛明显,牙齿部分缺损,影响进食。

(2)口腔检查:|1 牙冠折断达冠长的2/3,松动(-),叩诊(+),牙髓外露。

(3)张闭口及咬合关系正常。

(4)上前牙牙槽骨无异常松动。

(5)|1 X线片显示无根折。

3.治疗设计:

(1)|1 牙根管治疗。

(2)|1 桩核冠修复。

实战演练

男,13岁。

主诉:前牙外伤4小时。

现病史:4小时前骑车摔倒,颏部着地,少量出血,牙摔断。当时无头痛、恶心及呕吐。就诊20分钟后,由当地医院将牙断片保存于生理盐水中。现吸气时牙痛,不能咬物。

既往史:否认全身系统性疾病及传染病、遗传病史。否认药物过敏史。

家族史:无特殊。

检查:神志清楚,查体合作。颏部皮肤见2 cm×2 cm皮肤破损,表面泥土污染,少量血液和组织液渗出。左上1冠折2/3,牙髓暴露,叩痛(+),不松动,牙龈渗血。右上1近中切角冠折,牙本质暴露,探诊不敏感,叩痛(+),松动Ⅰ度。X线片示:牙根发育完成,未见根折线。左上2和右上2叩痛(-),不松动,牙龈正常。咬合关系正常。张口受限,双侧耳前区无压痛,面部和全身其他部位未见外伤。余牙未见异常。

1.诊断:

(1)左上1冠折露髓(或复杂冠折)。

(2)右上1冠折(牙本质)(或简单冠折)。

(3)颏部皮肤擦伤。

2.主诉疾病的诊断依据:

(1)外伤史。

（2）临床检查：牙冠缺损，牙髓暴露或牙本质暴露。

（3）X线片示：牙根发育完成，未见根折线。

（4）检查：颏部皮肤擦伤。

（5）无张口受限，双侧耳前区无压痛。

3.牙外伤的鉴别诊断：

（1）脱位：牙松动，牙伸长，位置改变。X线片有明显的牙周膜间隙改变。

（2）根折：牙伸长，咬合创伤，牙松动，叩痛。X线片可见根折线。

（3）髁突骨折：外伤史，张口受限，咬合异常，耳前区压痛。曲面体层片可见骨折线

4.主诉疾病的治疗原则：

（1）清洁颏部创面，暴露。

（2）拍片排除双侧髁突骨折。

（3）左上1根管治疗，桩核冠修复。

（4）右上1间接盖髓，光敏树脂充填。

（5）定期复查。

十七、干槽症

干槽症

（拔牙过后疼，没有别的病，考试就这一个）

干槽症是牙拔除术后常见的并发症，下颌阻生智齿拔除术多见。

【诊断依据】

拔牙后数日内拔牙创内明显疼痛，向耳颞或下前牙方向扩散，服用一般镇痛药无效，拔牙创空虚，为一层腐败物覆盖，腐败物具有特殊恶臭，拔牙创内牙槽骨暴露，极敏感，轻擦或以冷水刺激均可引起剧痛。颌面部无明显肿胀，张口无明显受限，下颌下可有淋巴结肿大、压痛。

【鉴别诊断】

1.急性牙髓炎：自发性、阵发性疼痛、冷热刺激疼痛，去除刺激后疼痛持续，夜间痛，疼痛不能定位。无拔牙窝空虚。

2.龈乳头炎：牙龈乳头炎可有自发性剧烈疼痛，但局部牙龈红肿、压痛，甚至溢脓，而且多有食物嵌塞史。无拔牙窝空虚。

3.三叉神经痛：三叉神经痛一般在夜间不发作，温度改变亦不引起疼痛，而且多有"扳机点"，疼痛间歇期不会随病情发展而明显延长或缩短。

4.根尖炎：有患牙，咬物疼痛，患牙牙髓活力无反应，没有拔牙相关性。

5.上颌窦炎：有鼻塞、发热等全身症状，没有拔牙相关性。

【治疗设计】 治疗干槽症的原则为清创，隔离外界刺激，促进肉芽组织生长。

彻底清创对治疗干槽症极为重要，在局部麻醉下，用刮匙刮除大块腐败坏死物，并以镊子夹取小棉球蘸3%过氧化氢溶液反复擦拭牙槽骨壁，直至擦拭拔牙创的棉球取出已无污色为止，将粘着的腐败坏死物彻底清除干净后，用生理盐水冲洗拔牙创，然后用丁香油碘仿纱条严密填塞。

实战演练

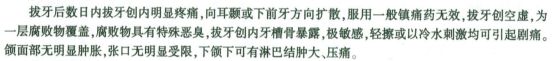

男，25岁。

主诉：右下智牙拔除后剧烈疼痛1天。

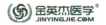

现病史:因右下智牙阻生,反复发生牙龈肿痛,诊断为"右下智牙近中低位阻生,慢性冠周炎"。常规服用抗生素,自觉尚好。3天前在外院局麻下拔除。拔除术操作时间约30分钟.过程顺利。术后张口受限渐减轻。1天前开始感到拔牙区疼痛剧烈,向右侧耳颞部和头顶部放射,自服"去痛片"无效,前来就诊。疼痛为持续性、无夜间痛和冷热痛等,能明确定位,张口不受限,不发热。

既往史:否认药敏史。

家族史:无特殊。

检查:体温36.8℃。面部无红肿,无张口受限,表情痛苦。拔除术后,牙龈轻度充血,无撕裂和渗出,拔牙窝内可见大量黑紫色变性的血凝块,有明显腐臭味。右下颌后牙不松动,未见牙体及牙周疾病,叩诊(−)。左下6缺失,剩余牙槽嵴平整。未见异常。左下7远中邻合面缺损,髓腔暴露,叩痛(一),不松动,残余牙体组织壁较薄弱,临床冠高度约为3mm,x线片见根充恰填,根尖周无异常。

1.诊断:

(1)主诉疾病:

右下8干槽症。

(2)非主诉疾病:

①下颌牙列缺损。

②左下7牙体缺损。

2.主诉疾病的诊断依据:

(1)右下8拔除后3天,剧烈疼痛1天。.

(2)右下8近中低位阻生,拔除时间30分钟,手术创伤较大。

(3)拔牙后手术反应呈消退趋势,但疼痛加剧,向头颞部放射,自服止痛药物无效。

(4)右下8拔牙窝内为腐败坏死性血凝块。

3.主诉疾病的鉴别诊断:

(1)右下8拔除后反应:主要表现为疼痛和张口受限,目前表现已消退。

(2)右下8拔牙后急性感染表现为牙槽窝有渗出和周围肿胀等。

(3)右侧后牙的牙体、牙周、牙髓病变:本病例疼痛能定位,无阵发痛、夜间痛和冷热痛等症状。

4.非主诉疾病的诊断依据:

(1)左下6缺失,剩余牙槽嵴平整。

(2)左下7X线片见根充恰填,根尖周无异常。

5.主诉疾病的治疗原则:

(1)局麻下8拔牙窝内清创,轻刮腐败坏死物质。

(2)大量3%过氧化氢和生理盐水交替擦洗和冲洗,待拔牙窝内清洁、无臭味后填入碘仿纱条。

(3)10天后换药。如效果不佳,次日可换药。

(4)修复治疗设计:

①左下7桩核冠。

②左下6种植义齿修复或固定桥修复活动义齿修复。

十八、智齿冠周炎

【诊断依据】(理解不记)

1.常见的症状:

智齿(第三磨牙)牙冠周围的软组织炎症称为智齿冠周炎。常发生于18~25岁的青年,是常见口腔疾病之一。临床表现为:炎症早期,仅有磨牙区的不适,偶有轻微疼痛,病人无全身症状。炎症加重时,局部有自发性跳痛,放射至耳颞区。炎症波及咀嚼肌时,则出现不同程度的张口受限、困难,咀嚼及吞咽时疼痛加重,口腔清洁差而有口臭。此时有全身不适,畏寒,发热,头痛,食欲减退,便秘等症状。

智齿冠周炎

2.临床体征:

(1)患者牙冠周围龈瓣红肿、冠周袋内有脓血流出或冠周脓肿,疼痛较明显,咀嚼或吞咽食物,都会引起疼痛,并常常反射到面部。

(2)由于炎症刺激附近肌肉时,可发生肌肉痉挛,造成咀嚼困难,张口受限。

(3)当炎症继续发展蔓延到周围肌肉间隙中,可引起口腔深部感染,出现颌面部肿胀和触压痛,颌下淋巴结肿大,严重时还有明显的全身症状,畏寒、发热、头痛、白细胞增高等。

3.辅助检查:

(1)检查可见下颌第三磨牙萌出不全、有龈瓣覆盖、盲袋形成。牙冠周围软组织红肿、龈瓣边缘糜烂、盲袋内有脓性分泌物。有时可形成冠周脓肿,出现颌面肿胀,同侧颌下淋巴肿大、压痛。

(2)**X线片检查**能发现阻生智齿的存在及其阻生的形态、位置。

(3)化验检查:急性化脓性冠周炎期常有程度不同的白细胞计数增高。

4.炎症引流:

(1)向前顺外斜线引流,在6的根尖处形成黏膜瘘。

(2)向后外方引流,在咬肌前缘处形成面颊瘘。

(3)向后方形成了下颌下间隙感染、咬肌间隙感染、翼下颌间隙感染。

【鉴别诊断】(建议用疼痛鉴别)

1.下颌智齿冠周炎合并下颌第一磨牙颊侧前庭沟处牙龈瘘应与牙周脓肿鉴别。

2.牙周脓肿有牙槽骨吸收,附着丧失,牙松动,而智齿冠周炎没有。

3.外伤:有外伤史。

4.颌面部畸形:发育性疾病,时间长久,没有病灶牙。

5.牙髓炎:有冷热刺激痛、自发性疼痛,没有红肿热和功能障碍。

6.干槽症:有拔牙史,牙槽窝空虚。

7.三叉神经痛:有扳机点,无红肿热痛。

【治疗设计】

智齿冠周炎的治疗主要是控制感染,促使炎症消散。增强病人机体抵抗力,消炎、镇痛、切开引流。急性期过后,应考虑对病源牙采用外科治疗,以防复发。

1.急性期治疗:

(1)全身治疗:感染较重时全身应用抗生素,给予一定支持疗法。

(2)局部治疗:智齿冠周炎的局部治疗很重要。每日可用1%～3%过氧化氢溶液及生理盐水或其他灭菌溶液冲洗盲袋,然后点入3%碘甘油。**如脓腔形成,可切开引流。**

2.慢性期治疗:**病源牙处理**:急性炎症消退后,应对病源牙作进一步处理,以防复发。如牙位置正常、能正常萌出,并有对颌牙行使咀嚼功能者,**可采取冠周龈瓣楔形切除术**。否则应予拔除。

病例分析

【病历摘要】

1.患者,男,18岁。

2.**主诉**:右下后牙肿痛、张口困难2天。

3.**现病史**:右下后牙近2天疼痛明显,张口困难,右下颌肿胀,口腔异味,头痛,发热。

4.**既往史**:半年来右下后牙反复肿痛,影响进食。

5.**口腔检查**:$\overline{8}$萌出不全,前倾阻生,有盲袋,远中龈瓣明显红肿,盲袋内有脓性分泌物及食物残渣,张口受限(张口度1cm),右侧下颌角区明显肿胀,右下颌下淋巴结肿大,触诊疼痛。

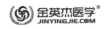

【答题要点】

1.诊断: $\overline{8}$ 急性智齿冠周炎(近中阻生)。

2.诊断依据:

(1)男,18岁。右下后牙近2天疼痛明显,张口困难,右下颌肿胀,口腔异味,头痛,发热。

(2)既往史:半年来右下后牙反复肿痛,影响进食。

(3)口腔检查: $\overline{8}$ 萌出不全,前倾阻生,有盲袋,远中龈瓣明显红肿,盲袋内有脓性分泌物及食物残渣。

(4)张口受限(张口度1 cm),右侧下颌角区明显肿胀,右下颌下淋巴结肿大,触诊疼痛。

3.鉴别诊断:

(1)与邻牙的牙髓炎:有冷热刺激痛、自发性疼痛,没有红肿热和功能障碍。

(2)外伤后血肿:有外伤史。

(3)干槽症:有拔牙史,牙槽窝空虚。

(4)颌面部畸形:发育性疾病,时间长久,没有病灶牙。

4.治疗设计:

(1)急性期:对症处理,即抗炎、镇痛、建立引流;同时注意休息,进软食,保持口腔卫生;全身应用抗生素控制感染。

(2)全身治疗:感染较重时全身应用抗生素,给予一定支持疗法。

(3)局部治疗:智齿冠周炎的局部治疗很重要。每日可用1%~3%过氧化氢溶液及生理盐水或其他灭菌溶液冲洗盲袋,然后点入3%碘甘油。**如脓腔形成,可切开引流。**

(4)慢性期:待急性炎症消退后,拔除阻生智齿或龈瓣盲袋切除。

实战演练

> 患者,男,23岁。右下后牙胀痛3天,伴张口受限1天。3天前患者自觉右下后牙胀痛,后渐有咀嚼及吞咽时疼痛加重等症状,1天前出现张口受限,无冷热刺激痛及牙齿浮出感。检查:双侧面部对称,右面部嚼肌区无红肿热痛,张口度一指。 $\overline{8}$ 近中阻生,周围软组织及牙龈发红,水肿明显,龈瓣边缘糜烂,触痛明显,龈瓣内有脓溢出。 $\overline{6}$ 近中邻面牙体变色,探诊有深龋洞,探诊洞底酸痛明显,刺激消除疼痛消失,未探及穿髓孔。X线片显示透射区未达髓腔。

【答题要点】

1.诊断:

(1) $\overline{8}$ 智齿冠周炎(近中阻生)。

(2) $\overline{6}$ 深龋。

2.主诉疾病的诊断依据:

(1)右下后牙胀痛3天,伴张口受限1天。

(2)3天前患者自觉右下后牙胀痛,后渐有咀嚼及吞咽时疼痛加重等症状,1天前出现张口受限,无冷热刺激痛及牙齿浮出感。

(3) $\overline{8}$ 近中阻生,周围软组织及牙龈发红,水肿明显,龈瓣边缘糜烂,触痛明显,龈瓣内有脓溢出。

3.非主诉疾病的诊断依据:

(1) $\overline{6}$ 近中邻面牙体变色,探诊有深龋洞,探诊洞底酸痛明显,刺激消除疼痛消失,未探及穿髓孔。

(2)X线片显示透射区未达髓腔。

4.主诉疾病的鉴别诊断:

（1）与邻牙的牙髓炎：有冷热刺激痛，自发性疼痛，没有红肿热和功能障碍。

（2）外伤后血肿：有外伤史。

（3）干槽症：有拔牙史，牙槽窝空虚。

（4）颌面部畸形：发育性疾病，时间长久，没有病灶牙。

5.主诉疾病的治疗设计：

增强病人机体抵抗力，消炎、镇痛、切开引流。

（1）$\overline{8}$冠周用过氧化氢冲洗局部上碘甘油。

（2）口服抗生素，含漱口液。

（3）急性炎症缓解后，拔除$\overline{8}$。

6.非主诉疾病的治疗设计：

$\overline{6}$垫底后充填。

十九、颌面部间隙感染

颌面部间隙感染

记忆方法：

不要害怕这部分内容，考试时我们只要能区分部位把名字记好即可，不必把临床表现一一记住，治疗要把治疗方向记住即可。

部位分类	眶下间隙、咬肌间隙、翼下颌间隙、颞下间隙、颞间隙、下颌下间隙、咽旁间隙、颊间隙、口底间隙等

【诊断依据】

一般化脓性感染的局部表现为红、肿、热、痛和功能障碍。炎症反映严重者，全身出现高热、寒战、脱水、白细胞计数升高、食欲减退、全身不适等中毒症状。腐败坏死性感染的局部红、热体征不如化脓性感染明显，但局部软组织有广泛性水肿，甚至产生皮下气肿，可触及捻发音。

不同部位间隙感染的临床表现（记大概位置和主要临床特点）：

名称	位置（大概就行）	临床特点
眶下间隙感染	其上界为眶下缘，下界为上颌骨牙槽突，内界为鼻侧缘，外界为颧骨	眶下区可触及波动感，激惹眶下神经，可引起不同程度的疼痛，可并发海绵窦血栓性静脉炎
咬肌间隙感染	咬肌间隙位于咬肌与下颌升支外侧骨壁之间（最常见）	下颌支及下颌角为中心的咬肌区肿胀、充血、压痛，伴明显张口受限 不易触到波动感（穿刺诊断） 易形成下颌骨升支边缘性骨髓炎
翼下颌间隙感染（翼下颌连通所有间隙）	下颌支内侧骨壁与翼内肌外侧面之间。前界为颞肌及颊肌；后为腮腺鞘；上为翼外肌的下缘；下为翼内肌附着于下颌支处。呈底在上、尖向下的三角形	先有牙痛史，继之出现张口受限，咀嚼、吞咽疼痛 翼下颌皱襞处黏膜水肿 不易触到波动感（穿刺诊断） 下颌升支稍内侧肿胀疼痛
颞下间隙感染	颞下间隙位于颅中窝底	颧弓上、下及下颌支后方微肿，张口受限 不易触到波动感（穿刺诊断） 警惕海绵窦静脉炎

名称	位置(大概就行)	临床特点
下颌下间隙感染	位于下颌下三角内	多数下颌下间隙感染是以下颌下淋巴结炎为其早期表现 触及明显波动 下颌下三角区肿胀,下颌骨下缘轮廓消失
颊间隙感染	其上界为颧骨下缘;下界为下颌骨下缘;前界从颧骨下缘至鼻唇沟经口角至下颌下缘的连线;后界浅面相当于咬肌前缘;深面为翼下颌韧带	皮下或黏膜下的脓肿,病程进展缓慢 波及颊脂垫时,病情发展迅速,形成多间隙感染
颞间隙感染	位于颧弓上方的颞区,颞浅与颞深两间隙	颞浅间隙脓肿可触及波动感 颞深间隙脓肿则需借助穿刺
咽旁间隙感染	咽旁间隙位于咽腔侧方的咽上缩肌与翼内肌和腮腺深叶之间	可见悬雍垂被推到健侧 患者自觉吞咽疼痛、进食困难、张口受限;若伴有喉水肿,可出现声音嘶哑,以及不同程度呼吸困难和进食呛咳
口底多间隙感染	双侧下颌下、舌下以及下颌下间隙同时受累	初期肿胀多在一侧下颌下间隙或舌下间隙 后期双侧下颌下、舌下及颈部均有弥漫性肿胀,凹陷性水肿 如有腐败坏死性病原菌,皮下因有气体产生,可扪及捻发音,切开后有大量咖啡色、稀薄、恶臭、混有气泡的液体,并可见肌组织呈棕黑色,结缔组织为灰白色,但无明显出血 严重者出现"三凹"征,有发生窒息的危险,个别患者的感染可向纵隔扩散 全身症状常很严重

精简记忆:

1.眶下间隙感染:感染发生于眼眶下方,局部表现为眶下区红肿、疼痛。

2.咬肌间隙感染:感染发生在下颌骨升支外侧骨壁与咬肌之间,主要的临床特征是以下颌角为中心的咬肌腮腺部红肿、疼痛。

3.颌下间隙感染:临床上较常见。感染发生在颌下三角区。有凹陷性水肿和波动感。

4.口底蜂窝织炎:整个口底区肿胀疼痛。口底腐败坏死性蜂窝织炎主要由厌氧性、腐败坏死性细菌引起,病情发展迅速。全身中毒反应严重,脉搏频弱,呼吸短促,重者可出现体温不升、血压下降。局部明显肿、硬、皮色暗红,触诊可有捻发音。

5.颊间隙感染:位于颊部的位置,实践技能考试到此足够。

6.翼下颌间隙感染:往往先牙疼之后出现下颌升支内侧缘的轻度肿胀和深压痛。

7.咽旁间隙感染:腭垂被挤向一侧。

8.颞间隙感染:颞浅间隙浅表,有波动感,颞深间隙位于深部,无波动感。

9.颞下间隙感染:位于颞间隙以下,颧弓上下肿胀,属于深部间隙,无波动感、往往伴有张口受限。

【鉴别诊断】根据病史、临床症状和体征,结合局部解剖知识、白细胞计数和分类计数等,配合穿刺抽脓等方法,一般可以作出正确诊断。注意与局部恶性肿瘤伴感染相鉴别。

1.外伤:有外伤史。

2.囊肿和肿瘤:不感染的情况下没有红肿热痛,只有面部膨隆和畸形。

3.牙髓炎:疼痛但没有肿胀。

4.上颌窦炎:有全身症状,但没有红肿的临床症状。

5.干槽症:有拔牙史,牙槽窝空虚或有腐败坏死物,疼痛剧烈。

【治疗设计】

全身治疗主要为抗感染、改善机体状况、增强抵抗力。

1.选用抗菌药物以控制感染。脓肿形成后可以切开引流。

2.中医中药局部治疗:炎症早期可用局部理疗、外敷中草药等促进炎症吸收。

实战演练

男,25 岁。

主诉:左面部肿痛 7 天。

现病史:7 天前左下后牙疼痛,无冷、热刺激痛,伴左面部肿胀。5 天来,面部肿胀范围逐渐扩大,局部皮肤发红,疼痛明显,伴张口受限、全身发热。

既往史:否认药物过敏史

家族史:无特殊。

检查:体温 38.5°,左下颌角区明显肿胀,皮肤发红,触硬,压痛明显,有可凹性水肿。张口度 1 cm,左下 8 低位阻生,远中牙龈红肿,触痛,见少许脓性分泌物。左下 7 𬌗面龋洞深,内嵌塞食物多,牙髓温度测试同对照牙,叩痛(-),不松动。X 线片示左下 7 龋深近髓。

实验室检查:血常规 WBC $12.6×10^9$/L,中性粒细胞 82%。

1.诊断:

(1)主诉疾病:

①左咬肌间隙感染。

②左下 8 急性冠周炎。

(2)非主诉疾病

左下 7 深龋。

2.主诉疾病的诊断依据:

(1)左下后牙疼痛史。

(2)左下 8 低位阻生,远中牙龈红肿,触痛,有脓性分泌物。

(3)左下颌角区肿胀明显,皮肤发红,触硬,压痛明显,有可凹性水肿。

(4)张口受限。

(5)体温 38.5℃,血常规 WBC $12.6×10^9$/L,中性粒细胞 82%。

3.主诉疾病的鉴别诊断:

急性化脓性腮腺炎:以耳垂为中心肿胀,腮腺导管口有脓液流出。

4.非主诉疾病的诊断依据:

(1)左下 7 𬌗面龋洞深,牙髓温度测试同对照牙,叩痛(-)。

(2)x 线片示左下 7 龋深近髓。

5.主诉疾病的治疗:

(1)抗感染及支持治疗,全身应用抗生素。

(2)左下颌角切开引流。

(3)炎症控制后拔除左下 8。

(4)全口其他疾病的治疗设计:左下 7 充填治疗。

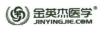

二十、口腔颌面部创伤

重点是能够区分口腔颌面部的几种损伤,难点是治疗。

口腔颌面部创伤

【临床表现】

口腔颌面部损伤包括软组织损伤、骨折及复合组织损伤。

1.软组织损伤:

创伤类型	临床表现
擦伤	**皮肤表层破损**,创面常附着泥沙或其他异物,有点片状创面或少量点状出血,由于皮肤感觉神经末梢暴露,**痛感明显**
挫伤	**皮下及深部组织遭受力的挤压损伤而无开放创口**,伤处的小血管和淋巴管破裂,常有组织内渗血而形成瘀斑,甚至发生血肿
刺、割伤	这类损伤的皮肤和软组织已有裂口,**刺伤的创口小而伤道深**,切割伤的创缘整齐
撕裂或撕脱伤	为较大的机械力将组织撕裂或撕脱,如长发被卷入机器中,**其创缘多不整齐**,皮下及肌肉组织均有挫伤,常有骨面裸露
咬伤	可为动物或人咬伤

2.硬组织损伤:

(1)牙槽突骨折:

好发部位	外力(如碰撞)直接作用于牙槽突所致,**多见于上颌前部**
诊断标准	摇动损伤区某一牙时,可见邻近数牙及骨折片随之移动

(2)上下颌骨骨折(需临床表现和X线片诊断):

1)下颌骨骨折临床表现:

①骨折段移位。

②咬合错乱:是颌骨骨折最常见的体征。

③骨折段异常动度。

④下唇麻木(特有)。

⑤张口受限。

⑥牙龈撕裂。

2)上颌骨骨折临床表现:

①骨折线:

Le Fort Ⅰ型骨折:又称上颌骨低位骨折或水平骨折。骨折线从梨状孔水平、牙槽突上方向两侧水平延伸至上颌翼突缝。

Le Fort Ⅱ型骨折:又称上颌骨中位骨折或锥形骨折。骨折线自鼻额缝向两侧横过鼻梁、眶内侧壁、眶底、颧上颌缝,再沿上颌骨侧壁至翼突,有时可波及筛窦达颅前凹,出现脑脊液鼻漏。(位于眶底)。

Le Fort Ⅲ型骨折:又称上颌骨高位骨折或颅面分离骨折。骨折线自鼻额缝向两侧横过鼻梁、眶部,经颧额缝向后达翼突,形成颅面分离,常使面中部凹陷、变长。此型骨折多伴有颅底骨折或颅脑损伤,出现耳、鼻出血或脑脊液漏。(位于眶部)。

②骨折块移位。

③咬合关系错乱。

④眶及眶周变化。

⑤颅脑损伤。

第五考站

【鉴别诊断】

1.软组织损伤可相互鉴别诊断。

2.硬组织损伤：

（1）牙槽突骨折鉴别诊断：

①完全性牙脱位：牙槽窝空虚，无晃动一颗牙其余牙松动的情况。

②侧向性牙脱位：牙周膜间隙增宽，牙移位，但无晃动一颗牙其余牙松动的情况。

③根折：X线片可见根折线，无晃动一颗牙其余牙松动的情况。

④冠折：X线片可见冠折线，无晃动一颗牙其余牙松动的情况。

（2）上下颌骨骨折鉴别诊断：临床表现和X线片即可诊断，可无需鉴别诊断，如肿胀疼痛可鉴别于：

①肿瘤和囊肿：无外伤史，只有面部肿胀畸形，呈渐进性。

②感染：无外伤史，有明显的红肿热痛。

③先天性畸形：先天性的，无外伤史。

【治疗设计】

1.软组织损伤治疗：

创伤类型	处理原则
擦伤	清洗创面，去除附着的异物，防止感染。可用无菌凡士林纱布覆盖，或任其干燥结痂，自行愈合
挫伤	止血、止痛、预防感染、促进血肿吸收和恢复功能 1.血肿较大，可在无菌条件下，用粗针头将淤血抽出 2.已形成血肿者，24 h内冷敷，减轻肿胀，2天后可用热敷，促进血肿吸收及消散 3.如有感染，应予切开，清除脓液及腐败血凝块，建立引流
刺、割伤	治疗应行早期清创术
撕裂或撕脱伤	1.在伤后6小时内，可将撕脱的皮肤在清创后，切削成全厚或中厚层皮片作再植术 2.已超过6小时，组织已不能利用时，则在清创后，切取健康皮片游离移植消灭创面
咬伤	处理时应根据伤情，缺损的程度和范围作相应处理。狗咬伤患者应预防狂犬病

2.硬组织损伤：

（1）牙槽突骨折：

治疗方法	局麻复位，选用两侧稳固的邻牙作固位体，注意应跨过骨折线至少3个正常牙位，才能固定可靠

（2）颌骨骨折：

①治疗时机：颌骨骨折患者应及早进行治疗。

②骨折治疗原则：正确的骨折复位和稳定可靠的固定。

③骨折线上牙的处理：在颌骨骨折治疗中牙应尽量保存。

实战演练

患者，男，27岁。交通事故造成面部创伤，昏迷半小时，有脑脊液自耳流出，现神志清醒，逆行性遗忘，神经系统检查未见异常。口腔检查2|1缺失。

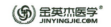

1.诊断:

(1)主诉疾病:

①上颌骨 Le Fort Ⅲ型骨折。

②脑震荡。

(2)非主诉疾病:

上颌牙列缺损。

2.主诉疾病的诊断依据:

(1)交通事故造成面部创伤,昏迷半小时,有脑脊液自耳流出。

(2)神志清醒,逆行性遗忘。

(3)神经系统检查未见异常。

3.非主诉疾病的诊断依据:

口腔检查21⌋缺失。

4.主诉疾病的鉴别诊断:

(1)Le Fort Ⅰ型骨折:又称上颌骨低位骨折或水平骨折。骨折线从梨状孔水平位置、牙槽突上方向两侧水平延伸至上颌翼突缝。

(2)Le Fort Ⅱ型骨折:又称上颌骨中位骨折或锥形骨折。骨折线自鼻额缝向两侧横过鼻梁、内侧壁、眶底、颧上颌缝,再沿上颌骨侧壁至翼突。

(3)颌面部感染:无外伤史。

5.主诉疾病的治疗设计:治疗时机:颌骨骨折患者应及早进行治疗。

(1)骨折复位。

(2)坚固内固定。

6.非主诉疾病治疗设计。

择期21⌋固定修复或种植修复。

二十一、颌面部囊性病变(助理不考)

颌面部囊肿有软组织囊肿和颌骨囊肿两大类。

软组织囊肿主要有涎腺囊肿(如舌下腺囊肿、黏液囊肿)和颌面部软组织囊肿(如皮脂腺囊肿、皮样囊肿、表皮样囊肿、甲状舌管囊肿、鳃裂囊肿)。

颌骨囊肿则分为牙源性囊肿(如根端囊肿、含牙囊肿、始基囊肿和角化囊肿)和发育性囊肿(如球上颌囊肿、正中囊肿、鼻腭囊肿、鼻唇囊肿)。

领面部囊性病变

【诊断依据】

1.软组织囊肿

(1)涎腺囊肿

囊肿名称	诊断依据
黏液囊肿	常见于下唇,且多发生有咬唇习惯者。囊肿位于黏膜下,呈半透明状小泡,表面覆盖正常黏膜,出现数日后可因食物等摩擦,囊膜破裂而消失,但不久又可出现,多次复发后黏膜产生瘢痕组织,使半透明水泡变成白色硬结

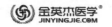
囊肿名称	诊断依据
舌下腺囊肿	**单纯型:**囊肿位于舌下区,呈浅紫蓝色,扪之柔软有波动感。常位于口底一侧。较大的囊肿可将舌抬起,状似"重舌"。囊肿因创伤而破裂后,流出黏稠而略带黄色或蛋清样液体,囊肿暂时消失。数天后创口愈合,囊肿长大如前。 **口外型:**又称潜突型。主要表现为下颌下区肿物,而口底囊肿表现不明显。触诊柔软,与皮肤无粘连,不可压缩。 **哑铃型:**为上述两型的混合,即在口内舌下区及口外下颌区均可见**囊性肿物**

（2）颌面部软组织囊肿

囊肿名称	诊断依据
皮脂腺囊肿	俗称粉瘤,**面部有一肿物**,中间有色素点,囊内为**白色凝乳状皮脂腺分泌物**
皮样囊肿	**皮样囊肿囊壁较厚**,由皮肤和皮肤附件所构成。囊腔内有脱落的上皮细胞、皮脂腺、汗腺和毛发等结构,中医称为"发瘤"
表皮样囊肿	**面部有一肿物,无黑点**,囊壁中无皮肤附件者,则为表皮样囊肿
甲状舌管囊肿	可根据其部位和**随吞咽移动**等而做出判断。有时穿刺检查可抽出**透明、微混浊的黄色稀薄或黏稠性液体**
鳃裂囊肿	好发于胸锁乳突肌上 1/3 前缘,做穿刺抽吸时,可见**有黄色或棕色的、清亮的、含或不含胆固醇的液体**

2.颌骨囊肿（临床表现和 X 线片为诊断依据）

（1）牙源性囊肿

囊肿名称	诊断依据
根端囊肿	**好发于前牙**,囊肿内含有含铁血红素和胆固醇结晶
始基囊肿	**好发于下颌第三磨牙区和下颌支**,组织来源于成釉器的星网状层发生变性
含牙囊肿	好发于下颌第三磨牙和上颌尖牙,X 线片显示:**囊肿包绕牙冠的釉牙骨质界**
角化囊肿	好发于下颌第三磨牙区和下颌支,扣诊时可有乒乓球样的感觉,并发出所谓羊皮纸样脆裂声,囊肿大多向颊侧膨胀,穿刺可见黄、白色角蛋白样（皮脂样）物质

（2）发育性囊肿

囊肿名称	诊断依据
球上颌囊肿	侧切牙和尖牙之间,囊肿阴影在牙根之间,不在根尖部位
鼻腭囊肿	切牙管内或附近,切牙管扩大的囊肿影像
正中囊肿	切牙孔后,中缝的任何部位,圆形囊肿影像,也可发下颌正中
鼻唇囊肿	鼻底和鼻前庭内,软组织囊肿,X 线片不显影

【鉴别诊断】

相互鉴别即可。

【治疗设计】

主要采用手术摘除囊肿。

1.**囊肿只能行手术治疗,非手术治疗无效,发现后应尽早手术**,避免囊肿逐渐增大后造成较大骨组织缺损、病理性骨折或影响较多牙齿而影响咀嚼功能。

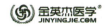

2.有时颌骨囊肿伴有感染时,应先使用抗生素控制感染后再行手术。

特殊:甲状舌管囊肿需连同舌骨中份一起切除;舌下腺囊肿,需摘除舌下腺,口外型无需从口外切口切除囊肿。

实战演练

女,28 岁

主诉:左舌下区肿胀 1 个月,左下后牙痛 3 周

现病史:1 个月前无意发现左舌下区肿胀,无明显疼痛不适,与进食无明显关系。近 3 周来左下后牙食软糖痛,漱口后疼痛消失。

既往史:否认药物过敏史

家族史:无特殊

检查:左舌下区肿胀,黏膜表面浅蓝色,质软,无触痛,囊性感,穿刺可见淡黄色粘稠液体,可拉丝。左上 6 窝沟龋,深达牙本质深层。牙髓温度测试同对照牙,叩痛(−),不松动。全口牙石(+)。余未见异常。

1.诊断:

主诉疾病:

①左舌下腺囊肿。

②左下 6 深龋。

2.主诉疾病的诊断依据:

(1)舌下区肿胀,表面浅蓝色,质软,无触痛,囊性感。

(2)穿刺可见淡黄色粘稠可拉丝液体。

(3)左下 6 窝沟龋,深达牙本质深层,牙髓温度测试同对照牙,叩痛(−)。

3.主诉疾病的鉴别诊断:

(1)口底皮样囊肿:多见于口底,触诊坚韧有弹性,似面团样。穿刺为乳白色豆腐渣样物。

(2)中龋:洞深为牙本质浅层,牙髓温度测试同对照牙。

4.主诉疾病的治疗设计:

(1)左舌下腺摘除术。

(2)左下 6 充填治疗。

5.全口其他疾病的治疗设计:

(1)全口洁治。

(2)口腔卫生宣教。

二十三、口腔癌(助理不考)

(这部分看起来很难,出题比较简单)

口腔癌

【临床表现】

口腔癌分为外生型(菜花样)和溃疡型(火山口状),其中溃疡型较多见,临床提示癌变的一般有疼痛、出血、麻木和突然快速增长。

口腔癌分类主要按部位分,可分为:舌癌、牙龈癌、颊黏膜癌、腭癌、口底癌、唇癌、口咽癌、皮肤癌、上颌窦癌、中央性骨癌。

【鉴别诊断】

口腔鳞癌常发生溃疡,典型的表现为质硬、边缘隆起不规则、基底呈凹凸不平的浸润肿块,溃疡面波及整个肿瘤区,需与一般口腔溃疡鉴别:

1.创伤性溃疡:此溃疡常发生于**舌侧缘**,与溃疡相对应处总有对应的刺激物。

2.结核性溃疡:多数具有全身结核病。

3.复发性口腔溃疡:有复发性、周期性、自限性的病史。

【治疗设计】

治疗方式分为手术切除、放射线治疗及化学治疗。

1.早期口腔癌:如未见颈部淋巴转移,则单独使用手术或放射治疗均有不错的治疗成效。

2.中、晚期的口腔癌:综合疗法。

实战演练

> 患者,男,63岁。右舌缘疼痛不适3个月。体检见右舌缘中部有一溃疡,呈火山口状,3 cm×3 cm大小,质地偏硬,深部有一浸润肿块,伸舌时偏向同侧。右颈上部触及1 cm×1 cm大小淋巴结,质中偏硬,活动,无压痛,边界清。

1.诊断:

右侧舌癌。

2.诊断依据:

(1)男,63岁。右舌缘疼痛不适3个月。体检见右舌缘中部有一溃疡,呈火山口状,3 cm×3 cm大小。

(2)质地偏硬,深部有一浸润肿块,伸舌时偏向同侧。

(3)右颈上部触及1 cm×1 cm大小淋巴结,质中偏硬,活动,无压痛,边界清。

3.鉴别诊断:

(1)创伤性溃疡:此溃疡常发生于**舌侧缘**,与溃疡相对应处总有对应的刺激物。

(2)结核性溃疡:多数具有全身结核病。

(3)复发性口腔溃疡:有复发性、周期性、自限性的病史。

4.治疗设计:

(1)手术治疗。

(2)颈淋巴清扫。

(3)化疗。

二十二、三叉神经痛(助理不考)

三叉神经痛

(题目比较简单,注意一定要有分支,注意原发性、继发性)

【诊断依据】(见到扳机点,针刺刀割撕裂样疼痛即可确定)

1.疼痛部位:不超出三叉神经分布范围,常局限于一侧,多累及一支,以第二、三支最常受累。三叉神经分为三支:

(1)眼支:眼裂以上。

(2)上颌支:上颌骨位置口角以上包括口角。

(3)下颌支:下颌骨位置口角以下包括口角,同时耳屏也是这一支。

2.疼痛性质:疼痛呈发作性电击样、刀割样、撕裂样剧痛,突发突止。

3.诱发因素及"扳机点":疼痛发作常由说话、咀嚼、刷牙、洗脸等动作诱发。

4.体征:发作时可伴有同侧面肌抽搐、面部潮红、流泪和流涎,故又称痛性抽搐。

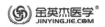

5.原发性和继发性的区别:继发性的三叉神经痛是身体有其他的神经症状如感觉功能、角膜反射、腭反射、运动功能有阳性体征(有问题)。

注:

检查内容	检查方法(了解)	阳性体征
感觉功能	可用探针轻划(触觉)与轻刺(痛觉),温度觉检查以试管盛冷热水试之	痛觉与温度觉均丧失而触觉存在时,可能是脊束核损害
角膜反射	请患者向一侧注视,用捻成细束的棉絮轻触角膜,由外向内,反射为双侧直接和间接的闭眼动作	刺激患侧角膜则双侧均无反应,而在做健侧角膜反射试验时,仍可引起双侧反应
腭反射	用探针或棉签轻刺软腭边缘,可引起**软腭上提**	**一侧反射消失**
运动功能	三叉神经运动支的功能为**咬肌牵动的咀嚼、紧咬牙**	三叉神经运动支的功能障碍表现为咀嚼肌麻痹,咬紧牙时咬肌松弛无力

【鉴别诊断】

1.舌咽神经痛:舌咽神经痛是一种出现于咽后壁、舌根的阵发性剧痛,疼痛部位易与三叉神经痛第三支疼痛相混淆。偶有舌咽神经痛和三叉神经痛合并存在者。

2.牙髓炎:有自发性疼痛、冷热刺激痛,有病源牙,牙髓活力敏感。

3.上颌窦炎:有鼻塞的全身症状,没有扳机点。

4.牙龈乳头炎:有牙龈乳头的红肿,没有扳机点。

5.干槽症:有拔牙史,牙槽窝空虚或有腐败坏死物质,无扳机点。

【治疗设计】

1.药物治疗。

2.理疗。

3.针刺疗法。

4.神经阻滞疗法。

5.射频电流经皮选择性热凝术。

6.酒精的神经干注射。

7.手术治疗:常用的有三叉神经周围支撕脱术。

实战演练

女,50岁。

主诉:右面部阵发性痛3年。

现病史:3年来右面部阵发性、针刺样痛,洗脸、刷牙及进食均可引起疼痛,与冷、热刺激无关,每次持续约半分钟,触摸口角区可引起疼痛,并向右下颌、右下唇放射。3年前外伤磕碰下前牙。2年前右下前牙开始变黑,偶感发胀,无肿痛。X线示右下1根尖周透射区边缘不清楚。

既往史:否认药物过敏史。

家族史:无特殊。

检查:面部无肿胀,张口度43mm,开口型无偏斜,无开口痛。双侧面部触觉对称,无压痛。按压右口角区可诱发右面部剧烈疼痛,疼痛持续约半分钟。右下1唇侧倾斜,牙冠完整,色灰暗,牙髓电活力测验无反应,叩痛(±)。

1.诊断：

(1)主诉疾病:右三叉神经痛.(第 III 支)

(2)非主诉疾病:右下 1 慢性根尖周炎

2.主诉疾病的诊断依据：

(1)疼痛性质为阵发性疼痛。

(2)疼痛部位为右侧三叉神经第 III 支分布区。

(3)临床检查有"扳机点",位于右口角区。

3.主诉疾病的鉴别诊断：

牙痛和其他牙源性疼痛:牙髓炎引起的疼痛为持续性,夜晚疼痛加重,对冷热刺激敏感,存在病源牙。

4.非主诉疾病的诊断依据：

(1)外伤史,牙冠变色,牙髓坏死。

(2)X 线片显示右下 1 根尖周透射区边缘不清楚。

5.主诉疾病的治疗原则：

(1)药物治疗,选用卡马西平(痛痉宁,酰胺咪嗪)。

(2)如无效,可选用封闭、神经撕脱或射频治疗。

6.全口其他疾病的治疗设计：

(1)右下 1 根管治疗。

(2)右下 1 桩核烤瓷冠修复。

二十四、牙体缺损

很多同学觉得牙体缺损和牙外伤或者龋病差不多,所以在这里给大家强调一点,我们的诊断主要是看患者的主诉,就是患者想解决的问题。

【诊断依据】

牙体缺损是由于龋病、外伤、磨损、楔状缺损、酸蚀及发育异常等原因造成牙体硬组织不同程度的质地和生理解剖外形的损坏或异常。

【鉴别诊断】

1.牙列缺损:单颌或双颌牙列中缺失一颗牙齿到剩余一颗牙齿。

2.牙列缺失:单颌或双颌牙列中牙齿全部缺失。

【治疗设计】

轻度牙体缺损一般情况下多采用充填治疗,牙体缺损面积较大或需要加高恢复咬合者,应采用嵌体、全冠、桩冠等修复治疗。

病例分析

【病历摘要】

1.患者,男,28 岁。

2.主诉:要求补牙。

3.现病史:患者 1 年前左上后牙疼痛于外院治疗后充填,3 日前充填物脱落,今日来我院就诊。

4.全身情况:无。

5.家族史:无特殊。

6.检查:|6 可见少量充填物,大面积缺损,叩诊(-),冷热无反应。

7.X 线片检查:已行根管治疗,恰填。

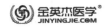

【答题要点】

1.诊断:6̲ 牙体缺损。

2.诊断依据:

(1)男,28岁患者,要求补牙。

(2)患者1年前左上后牙疼痛于外院治疗后充填,3日前充填物脱落。

(3)检查可见6̲ 少量充填物,大面积缺损,叩诊(-),冷热无反应。

(4)X线片检查:已行根管治疗,恰填。

3.鉴别诊断:

(1)牙列缺损:单颌或双颌牙列中缺失一颗牙齿到剩余一颗牙齿。

(2)牙列缺失:单颌或双颌牙列中牙齿全部缺失。

(3)釉质发育不全:呈对称性,表面光滑。

4.治疗设计:因检查缺损面积较大,故应行桩核冠修复。

实战演练

患者,男,57岁。上颌后牙食物嵌塞,要求进行冠修复。检查6̲ 大面积银汞合金充填,有部分脱落,死髓牙,叩(-)。全口牙龈红肿,探诊后出血,后牙区有附着丧失,X线片检查:6̲ 已行根管治疗,恰填,有牙槽骨吸收。

1.诊断:

(1)主诉疾病:6̲ 牙体缺损。

(2)非主诉疾病:慢性牙周炎。

2.主诉疾病的诊断依据:

(1)上颌后牙食物嵌塞,要求进行冠修复。

(2)6̲ 大面积银汞合金充填,有部分脱落,死髓牙,叩(-)。

(3)X线片检查:6̲ 已行根管治疗,恰填。

3.非主诉疾病的诊断依据:

(1)牙龈红肿。

(2)探诊后出血。

(3)后牙区有附着丧失。

(4)X线片显示牙槽骨吸收。

4.鉴别诊断:

(1)牙列缺损:单颌或双颌牙列中缺失一颗牙齿到剩余一颗牙齿。

(2)牙列缺失:单颌或双颌牙列中牙齿全部缺失。

(3)釉质发育不全:呈对称性,表面光滑。

5.修复治疗设计:

6̲ 桩核冠修复。

6.全口其他疾病的治疗:

(1)口腔卫生指导。

(2)洁治、刮治和根面平整。

(3)维护治疗。

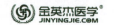

牙列缺损

二十五、牙列缺损

【诊断依据】

单颌或双颌牙列中缺失一颗牙齿到剩余一颗牙齿。

(注意题目中出现的一些特殊情况,如有龋坏的充填,牙髓炎的治疗,以及系带等一些小手术的实施,三度松动需要拔出,出现什么问题,解决什么问题,不要漏诊断、漏治疗)

【鉴别诊断】

相互鉴别。

【治疗设计】

1.保证良好的口腔卫生,对牙石及牙垢进行清理。

2.治疗和控制余留牙的牙体和牙髓疾病,有牙体病,应先做牙体缺损修补或牙髓治疗,有牙周病应对余留牙进行系统的牙周治疗,对不能保留的松动牙,残根残冠予以拔除。

3.对影响修复的软组织和骨突等进行处理。

4.如有不良修复体存在,应先拆除不良修复体。

5.根据缺牙的数目、部位、余留牙的健康状况、固位、支持条件、咬合关系、缺牙区牙槽嵴情况、患者的年龄和职业等,设计合适的牙列缺损修复方法,如固定义齿、可摘义齿等。必要时可辅助正畸治疗。

病例分析

【病历摘要】

1.患者,男,47岁。

2.主诉:上前牙固定修复3年,现松动求治。

3.现病史:3年前上前牙因外伤缺失,进行固定义齿修复。近2个月来固定义齿松动,咬合痛,进冷热饮食酸痛,口腔异味大。

4.口腔检查:2| 缺失,321| 烤瓷固定桥,边缘均不密合。3|的远中和1|的近中邻面可探及继发龋,探诊酸痛。31| 叩诊(+),牙龈红肿,无牙周袋。余牙健康,咬合正常。

【答题要点】

1.诊断:

(1)主诉诊断:上颌牙列缺损(不良修复体)。(必须要有上下颌)

(2)非主诉诊断:31| 继发龋。

2.主诉疾病诊断依据:

(1)男,47岁。主诉为上前牙固定修复3年,现松动求治。

(2)口腔检查:2| 缺失,321| 烤瓷固定桥,31| 继发龋。

3.非主诉疾病诊断依据:

(1)321| 烤瓷固定桥,边缘均不密合。3|的远中和1|的近中邻面可探及继发龋,探诊酸痛。

(2)31| 叩诊(+),牙龈红肿,无牙周袋。余牙健康,咬合正常。

4.鉴别诊断:

(1)牙体缺损:单个牙硬组织的缺损。

(2)牙列缺失:单颌或双颌牙全部缺失。

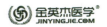

(3)迟萌牙:颌骨内有牙胚或未萌牙的存在。

5.治疗设计:

(1)拆除不良修复体。

(2)重新充填31|,321|烤瓷桥修复。

实战演练

患者,男,29岁。要求修复左上缺失后牙。3个月前拔除左上后牙残根,自觉影响咀嚼,要求修复。检查:|678 缺失,拔牙创已愈合,缺牙间隙无明显改变,牙槽嵴丰满度适中。对颌牙轻度伸长,无龋,不松动,叩诊(−),牙龈(−)。邻牙无明显倾斜。全口牙龈缘及龈乳头轻度水肿,探诊后出血,无牙周袋无附着丧失。

1.诊断:

(1)主诉疾病:上颌牙列缺损。

(2)非主诉疾病:慢性龈炎。

2.主诉疾病的诊断依据:

(1)3个月前拔除左上后牙残根,自觉影响咀嚼,要求修复。

(2)|678 缺失,拔牙创已愈合。

3.非主诉疾病的诊断依据:

(1)牙龈缘及龈乳头水肿。

(2)探诊后出血。

(3)无牙周袋和附着丧失。

4.鉴别诊断:

(1)牙体缺损:单颗牙硬组织的缺损。

(2)牙列缺失:单颌或双颌牙全部缺失。

(3)迟萌牙:颌骨内有牙胚或未萌牙的存在。

5.治疗设计:

主诉疾病的治疗设计:

(1)混合支持式义齿。

(2)5|RPI 卡环。

(3)应用大连接体连到牙弓对侧,设置两个间接固位体。

(4)对过长牙微调。

6.全口其他疾病的治疗原则:

(1)口腔卫生指导。

(2)洁治、刮治和根面平整。

(3)维护治疗。

二十六、牙列缺失

【诊断依据】

单颌或双颌牙列中牙齿全部缺失(第一诊断要写上下颌,注意一定要把第二诊断、第三诊断写清,如系带过低、上颌结节突出、骨尖)。

【鉴别诊断】

1.旧义齿存在的主要问题:

牙列缺失

（1）牙槽嵴吸收,基托不密合。

（2）人工牙过度磨耗。

（3）垂直距离过低。

（4）咀嚼效率低。

2.义齿翘动、咀嚼不利的原因:

（1）长期戴用义齿,牙槽嵴吸收,基托不密合、固位差。

（2）义齿人工牙过度磨耗,垂直距离降低。

3.全口义齿试排牙时如何验证正中关系是否正确:

（1）外耳道触诊,检查两侧髁突是否后退。

（2）颞肌、咬肌扣诊,检查两侧肌肉收缩是否有力、一致。

（3）检查人工牙咬合关系是否正常、上下中线是否一致、基托有无翘动、扭转。

【治疗设计】

1.对尖锐的骨尖、骨突和骨嵴进行牙槽嵴修整术,牙槽嵴过低时可行植骨术,对突出的上颌结节和下颌隆突进行修整,处理增生的黏膜组织,如唇颊沟过浅就行唇颊沟加深术,系带附着过高时需行系带成形术。

2.进行全口义齿修复,恢复颌位关系。

3.可考虑种植覆盖全口义齿修复。

4.可考虑种植固定修复。

病例分析

【病历摘要】

1.患者,女,74岁。

2.主诉:全口牙均脱落3个月求修复。

3.现病史:全口余留牙于3个月前均已拔除,现无法进食,面部变形,未做过义齿修复。

4.口腔检查:颌面部左右基本对称,唇部丰满度差,面部下1/3变短,张口下颌前伸,稍偏左侧。全口无牙颌,上颌牙槽嵴较高较宽,下颌后牙牙槽嵴低平,牙弓为方圆形,上颌结节无明显倒凹。

【答题要点】

1.诊断:全口牙列缺失。

2.诊断依据:

（1）女,74岁。全口余留牙于3个月前均已拔除,现无法进食,面部变形。

（2）颌面部左右基本对称,唇部丰满度差,面部下1/3变短,张口下颌前伸,稍偏左侧。

（3）全口无牙颌,上颌牙槽嵴较高较宽,下颌后牙牙槽嵴低平,牙弓为方圆形,上颌结节无明显倒凹。

3.全口义齿试排牙时如何验证正中关系是否正确:

（1）外耳道触诊,检查两侧髁突是否后退。

（2）颞肌、咬肌扣诊,检查两侧肌肉收缩是否有力、一致。

（3）检查人工牙咬合关系是否正常、上下中线是否一致、基托有无翘动、扭转。

4.治疗设计:

（1）进行全口义齿修复,恢复颌位关系。

（2）进行种植覆盖全口义齿修复。

（3）进行种植固定修复。

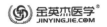

实战演练

女,65 岁。

主诉:戴义齿后黏膜压痛 3 天。

现病史:全口牙缺失 10 年,2 年前第二次全口义齿修复。最近 3 天戴义齿后黏膜压痛,不能咀嚼。发现舌背发白,无明显症状 3 个月。

既往史:否认全身系统性疾病和皮肤病史。否认药物过敏史。

家族史:无特殊。

检查:全口牙缺失,上下牙槽嵴较丰满。上、下颌弓大小及位置协调。上、下颌义齿贴合、固位好,人工牙排列位置正常,正中合后牙接触均匀、稳定,前牙覆合 2 mm。右侧下颌舌骨嵴处黏膜可见 3 mm×3 mm 溃疡,周围黏膜红肿。舌背部视诊见珠光白色网纹,未见充血糜烂。

1.诊断:

(1)主诉疾病:

①上、下颌牙列缺失

②创伤性溃疡

(2)非主诉疾病:口腔扁平苔藓

2.主诉疾病的诊断依据:

(1)上、下颌牙列缺失:上、下无牙颌。

(2)创伤性溃疡:

①佩戴义齿。

②咬合压痛。

③右侧下颌舌骨嵴处溃疡(基托缓冲区)。

④3 mm×3 mm 溃疡,周围黏膜红肿。

3.非主诉疾病的诊断依据:

舌乳头萎缩,舌背部珠光白色网纹,未见充血糜烂。

4.需与非主诉疾病鉴别诊断的疾病:口腔白斑

5.主诉疾病的治疗原则:

(1)溃疡部位相对应的义齿基托组织面缓冲处理。

(2)溃疡局部药物治疗,消炎、止痛、促进溃疡愈合。

6.全口其他疾病的治疗设计:

(1)生活指导,忌食刺激性食物。

(2)有症状时首先选择局部药物治疗。

(3)定期复查。

第六考站

健康教育

考纲要求	项目名称	必考项目数量	分值	考试时间
健康教育	1.改良 BASS 刷牙法	1 项	3 分	3 min
	2.牙线使用指导			

一、改良 BASS 刷牙法

改良 BASS 刷牙法能够有效清除龈缘附近及龈沟内的菌斑，要求每日刷 2-3 遍，每次至少 2 分钟，每次都要刷到三个牙面。

改良 BASS 刷牙法

操作步骤

1.手持刷柄，刷毛指向根尖方向（上颌牙向上，下颌牙向下）（图 2-1-85）。

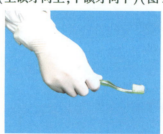

图 2-1-85　牙刷的握持

2.刷毛端放在直指龈沟的位置，约与牙长轴成 45°角。轻度加压使刷毛端进入龈沟（图 2-1-86、图 2-1-87）。

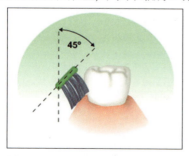

图 2-1-86　牙刷与牙体长轴呈 45°

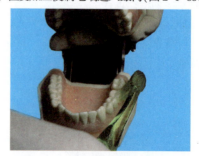

图 2-1-87　牙刷与牙体长轴呈 45°

3.从后牙颊侧以 2~3 颗牙为一组开始，以短距离（2 mm）水平拂刷颤动牙刷，勿使刷毛离开龈沟，至少颤动 10 次，然后将牙刷向牙冠方向转动，拂刷颊面（图 2-1-88、图 2-1-89）。

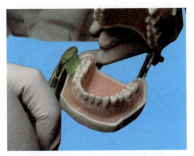
图 2-1-88　下颌后牙颊面

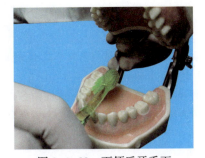
图 2-1-89　下颌后牙舌面

4.将牙刷移至下一组 2~3 颗牙,注意重叠放置,在上、下颌牙弓的唇、舌面的每个部位重复拂刷。

5.将牙刷竖放在前牙舌、腭侧牙面,使刷毛垂直并指向和进入龈沟进行清洁(图 2-1-90、图 2-1-91)。

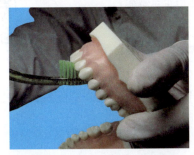
图 2-1-90　上颌前牙舌面

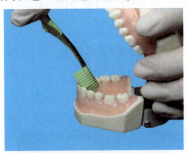
图 2-1-91　下颌前牙舌面

6.紧压𬌗面使刷毛尖进入裂沟区来回颤动(图 2-1-92)。

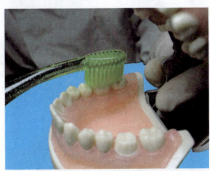
图 2-1-92　𬌗面

得失之间

得分点

　　1.刷毛约与牙长轴成 45°角,轻度加压使刷毛端进入龈沟。

　　2.以短距离水平颤动,至少颤动 10 次。

　　3.每次 2~3 颗牙,注意重叠放置。

易出现的问题

　　1.遗漏牙面。

　　2.颤动次数过少。

　　3.未重叠放置。

金英杰医学 jinyingjie.com

考官易问的问题

1.优缺点：

优点：能去除龈缘附近与龈沟内的牙菌斑,特别是邻间区、牙颈部和暴露的根面区,适用于所有人群以及实施过牙周手术的病人。

缺点：操作较难,通常病人较容易和较安全的操作是先与牙长轴平行,然后稍作旋转,与龈缘成45°角。刷牙用力过猛可使短距离拂刷变为强力摩擦而损伤龈缘。

2.适应证。

3.刷牙时间和次数。

二、牙线使用指导

牙线使用指导

牙线的使用是口腔技能考试新增的项目,各位考生应重点掌握。

(一)牙线种类

牙线是用尼龙线、丝线或绦纶线制成。有含蜡或不含蜡牙线,也有含香料或含氟牙线。

(二)操作步骤

1.取一段长约30-40 cm 的牙线(约指尖到肘窝的长度),将两段各绕在左右手的中指上;也可以取一段长约20-25cm 的牙线,将两端合拢打结形成线圈。

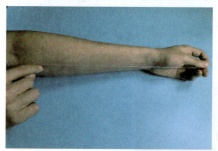
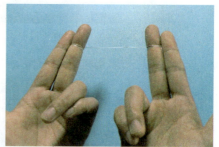

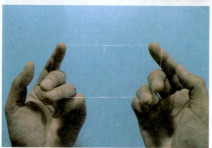

2.牙线的清洁应按区段来进行,每一牙位进行清洁时,两手指指间牙线长度应在 1.5 cm 左右。

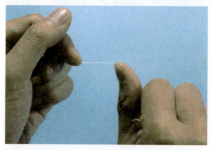

3.清洁右上后牙时,用右手拇指及左手食指指腹绷紧牙线,然后将牙线通过相邻两牙接触点,同时拇指应在该牙颊侧协助撑开面颊部,以利操作。

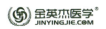

4.清洁左上后牙时,用左手拇指与右手食指指腹绷紧牙线,方法同上。

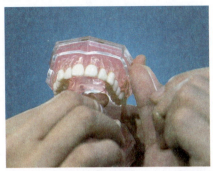

5.清洁右上前牙时,用右手拇指及左手食指指腹绷紧牙线。手指伸直,指甲对指甲进行操作。清洁左上前牙时,用左手拇指及右手食指。

6.清洁所有下牙时,可由两手食指执线,将牙线轻轻通过接触点。

7.在通过任何两牙邻面接触点时,手指只需轻轻加力,使牙线达到接触点以下牙面,并进入龈沟底,清洁龈沟区。

8.将牙线紧贴牙颈部并与之包饶,略成"C"型,使牙线与牙面接触面积尽量增大,然后上下牵动,刮除邻面菌斑及软垢。每个牙面上下要剔刮4~6次,直至牙面清洁为止。

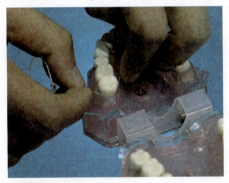

9.再以上述同样方法进行另一牙面的清洁。

得失之间

注意事项

1.牙线通过邻面接触点时,不要用力过大,避免损伤牙龈。

2.如果邻面接触点过紧不易通过牙线时,可牵动牙线在接触点以上做水平拉锯动作,逐渐通过接触点。

3.将牙线从殆方向取出,依次进入相邻牙间隙,逐个将全口牙邻面菌斑彻底刮除。

4.每处理完一个区段的牙后,以清水漱口,漱去被刮下的菌斑。

5.注意勿遗漏牙面,特别是最后一颗牙的远中面。

6.使用牙线前应将手清洁干净。

考官易问的问题

牙线的作用:去除牙齿邻面的牙菌斑和软垢

使用时应注意的问题:轻加压,勿损伤牙龈,勿遗留牙面。